井穴通络

健康触手可及

张忠 孔文良 编著

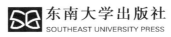

东南大学出版社
SOUTHEAST UNIVERSITY PRESS

· 南京 ·

图书在版编目(CIP)数据

井穴通络：健康触手可及 / 张忠，孔文良编著. —
南京：东南大学出版社，2023.8(2023.11重印)
　ISBN 978-7-5766-0815-1

　Ⅰ.①井… Ⅱ.①张… ②孔… Ⅲ.①通络 Ⅳ.
①R242

中国国家版本馆 CIP 数据核字(2023)第 137579 号

井穴通络——健康触手可及

Jingxue Tongluo——Jiankang Chushou Keji

编　　著	张　忠　孔文良	
责任编辑	褚　蔚	
责任校对	韩小亮　**封面设计**　王　玥　**责任印制**　周荣虎	
出版发行	东南大学出版社	
社　　址	南京市四牌楼 2 号　邮编:210096	
出 版 人	白云飞	
网　　址	http://www.seupress.com	
电子邮箱	press@seupress.com	
经　　销	全国各地新华书店	
印　　刷	江阴金马印刷有限公司	
开　　本	700 mm×1000 mm　1/16	
印　　张	8	
字　　数	101 千字	
版　　次	2023 年 8 月第 1 版	
印　　次	2023 年 11 月第 4 次印刷	
书　　号	ISBN 978-7-5766-0815-1	
定　　价	39.00 元	

本社图书若有印装质量问题,请直接与营销部联系,电话:025-83791830

作者简介

张忠，别名张三针，江阴市非物质文化遗产项目"澄江针灸"代表性传承人，澄江针灸学派传人，黄帝内针第十一代传人杨真海先生跟师弟子，江苏省中医养生学会针推保健分会常务委员，中国针灸学会基层适宜技术推广专业委员会委员，国家中医药管理局澄江针灸学派传承工作室专家。

多年来坚持学习中华传统文化，致力于澄江针灸学派诊疗技术挖掘和文化研究，从事中医药文化及针灸养生保健适宜技术的传播和推广，微信公众号"张三针笔记"推送针灸学习交流原创文章逾 40 万字，出版学术著作《承淡安角针原穴法》（张忠、张建斌编著，中国中医药出版社 2022 年 5 月出版），获得针灸器具外观设计专利 2 项。

扫码阅读

微信公众号
"张三针笔记"

孔文良，江阴市中医院针灸科主任、副主任中医师，江阴市非物质文化遗产项目"澄江针灸"代表性传承人，澄江针灸学派传人，江苏省针灸学会青年研究专业委员会委员，江苏省中医养生学会针推保健分会常务委员。主要研究澄江针灸学派学术思想、针灸技艺传承与临床转化、中医适宜技术推广等。主持无锡市中医药管理局科研课题 1 项，发表学术论文 10 余篇。

2020 年初,张忠(别名张三针)和我确立中医师承关系时,他对针灸已颇有心得。我跟他介绍了澄江针灸学派创始人承淡安先生以及先生晚年发明的角针,建议他关注原穴的应用。

此后,他开始了对澄江针灸学派诊疗技术的挖掘整理和文化研究,融合自己的临床实践与体悟,先后整理了近 5 万字的学习笔记"承淡安针灸学术理论精编",编著了《承淡安角针原穴法》(2022 年 5 月由中国中医药出版社出版)。2022 年 10 月,《原气养生法》完成初稿。

我一直认为,中医不缺方法和疗效,缺的是与生命和文化的联结,《原气养生法》在这方面作了有益探索。我发现张忠这么多年孜孜以求的不独是中医针灸治病的方法,更是那份倡导自主健康、传播中医文化、探究生命圆满的情怀。

这几年，张忠多次跟我谈及一个想法，中医爱好者对养生保健有很多选择，能否为普通百姓提供一个简单、易学、安全、方便、经济、实用的自我保健方法？

我很支持这个想法，全民健康需要"简、便、验、廉"的养生保健适宜技术，澄江针灸学派在这方面理应有所作为，张忠对"井穴通络法"的挖掘整理和推广可谓适逢其时。

井穴为人体经络阴阳交接之处，是"阴阳之会者，此气之大络也（《灵枢·动输》）"，古人将其视为根、视为本。《黄帝内经》等中医经典均载有井穴的主治与刺法，承淡安先生对井穴疗法也极其重视，曾专门译荐用井穴判断疾病并治疗的"知热感度测定法"。

"井穴通络法"遵循承淡安先生"精简疏针"的学术思想，对穴位取用、操作步骤等进行了较大程度的简化，利用位于指端的 6 个井穴来完成常见症状的施治，同时结合"左取右、右取左"、腧穴远道作用等原理，根据症状部位所涉或脏腑所系经脉循经取穴，是对传统井穴疗法应用的一个突破。

该方法创新之处还在于对操作工具的使用，除了以承淡安先生创制和发明的揿针为工具，张忠在此基础上进行改进，研制了无创无痛、专门用于井穴操作的"井穴贴"。

另外,还可以艾条、王不留行籽等为工具,甚至可以指甲掐压,或以牙签、笔头等合适硬物刺激穴位,没有场地、环境、设施等限制,十分适合在普通人群和中医爱好者中推广使用,也适合专业人士在临床中辅助应用。

"井穴通络法"在形式上突出了至简至易的鲜明个性,力求让人"一看就懂、一学就会、一用就灵";在规范上融合了天人合一、阴阳感通、治神守气等文化精髓,不仅有助于大家当好健康的第一责任人,也有利于促进中华优秀传统文化的传播。

20世纪50年代,承淡安先生为帮助农村基层百姓治病和保健,专门编写了《简易灸治·丹方治疗集》。期待"井穴通络法"也能于此当下为基层百姓健康带来更多裨益,在健康中国建设的征程上贡献澄江针灸学派传人的绵薄之力!

国家中医药管理局澄江针灸学派传承工作室负责人
南京中医药大学教授、主任中医师
全国中医临床优秀人才
江苏省中医针灸专业质控中心主任

张建斌

目录
CONTENTS

渊源与传承

一、承淡安先生与澄江针灸学派

　　南京中医药大学仙林校区图书馆前的广场上，矗立着一尊古色古香的铜像。铜像塑的是一位戴眼镜的先生，十分儒雅亲切。

　　这位先生的塑像，在校区内还有两尊，一尊在丰盛楼大厅，也是铜像；还有一尊陈列在校史馆，用汉白玉雕刻而成。

　　同一个校园，居然有同一位先生的三尊塑像！这位先生是谁呢？他就是我国近现代最为著名的针灸医学家、中医教育家之一，南京中医药大学前身江苏省中医进修学校的首任校长，被誉为"中国针灸一代宗师"的承淡安先生。

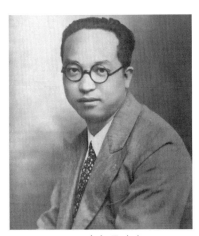

青年承淡安

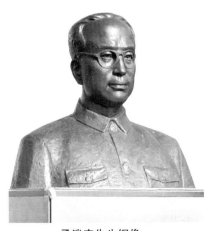

承淡安先生铜像

1

1899 年 9 月，承淡安先生出生在现江苏省江阴市华士镇的一个中医世家。1917 年，在父亲安排下，他跟随镇上的瞿简壮先生学习中医。1919 年，他开始对西医感兴趣，随后到上海参加西药、注射方法等学习班。

那时，他不怎么相信针灸、刮痧、推拿等方法。不料，造化弄人，1923 年，他生了一场大病，中药西药吃了均不见效。折腾了一段时间，最后是他的父亲用针灸帮助他消除了病痛。从此他真正信服中医，并开启了为之付出一生的针灸研究与复兴事业。

他创办了中国最早的针灸专业杂志——《针灸杂志》、中国最早的针灸专门医院——针灸疗养院，编撰了《中国针灸治疗学》等一系列针灸著作，整理、校注了《黄帝内经》《伤寒论》等中医经典和其他相关针灸文献。

1954 年，承淡安先生接受江苏省人民政府邀请，筹建江苏省中医院和江苏省中医进修学校。他先后当选为第二届全国政协委员、中国科学院生物地学部委员、中华医学会副主席。1954 年 12 月 21 日，全国政协二届一次会议召开，毛泽东主席在接见与会代表时，夸他是"大大有名的针灸专家"。

承淡安先生以"提高和弘扬针灸学术为己任"，系统构建了现代针灸学体系和范式，建立了现代中医高等教育模式，开创了近现代中医学术史上具有科学学派性质的"澄江针灸学派"。近现代海内外一些针灸名家，如赵尔康、邱茂良、杨甲三、程莘农、李春熙、陈应龙、陆善仲、高镇伍、谢锡亮等都是承淡安先生的弟子。

2012 年 12 月，"澄江针灸学派"被列入全国首批 64 家中医学术流派传承工作室建设单位之一。学派为什么以"澄江"为名呢？因为承淡安先生的老家江阴，古称"澄江"。

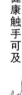

二、从《内经》《针灸大成》记载到"知热感度测定法"

承淡安先生认为:"针灸科学是我们中国历史尤其是医学历史上最宝贵的遗产,也是世界医学历史上最先发明的物理疗法,是无逊于任何治疗方法的优良技术。""针灸确是统治各种内病外症,连流行病传染病都有力量治好的。"(《针灸杂志·我对于普及针灸疗法的意见》)

针灸治疗不仅适用范围广,而且见效迅捷。承淡安先生在《告中医各科同志书》中说道:"使用药物总嫌不经济,不速效,不简便。近数年中,参有针刺,病多应手,其效之速,竟有针未取去穴,而病已在刹那间去者。就实验上比较,于内外眼耳各科,针灸竟无不能,且效倍速,可以立见。书中云,如鼓应桴、如影随斯等形容词,不啻特为针道所描写也。"

承淡安先生看到了针灸的宝贵价值,几十年如一日致力于振兴和发展针灸学。1934年秋天,他专程去日本学习考察针灸发展现状,并且带回了包括在中国已经失传的《十四经发挥》在内的一批医学专著。

承淡安先生晚年十分重视在老百姓中推广简易、方便、实用的针灸疗法。

1956年,他专门编著《简易灸治·丹方治疗集》。在序中,他写道:"灸法的好处是学习容易,应用简便,收效快速,经济节约,有利无弊。""所以我们介绍这种疗法,让农民兄弟们可以自己很容易学会应用,就可以解决一般治病的医疗问题。"

1955年11月,日本针灸家赤羽幸兵卫发明了知热感度测定法和皮内针疗法。承淡安先生发现这个方法简易而效验,立即在临床开展知热感度测定法的实验和皮内针疗法运用研究，并让其女婿梅焕慈仿制皮内针应用于临床。

在皮内针的启发下，承淡安先生先后创制和发明了揿针、角针，以方便针灸推广和普通百姓使用。

承淡安先生女儿承为奋在《新中医药》（1957年底8期）发表的《悼念承淡安先生》中专门提到揿针、角针，"父亲自己更在疗养院给休养员试用，对痛症和压痛的病症极有效。""父亲！焕慈现遵照您的指示将揿针、角针监制成功了！不少针灸工作者也在开始试用了。"《承淡安针灸经验集》也提到了揿针的应用："揿针的使用比皮内针更加方便简单，而且疗效无明显差别。"

承淡安先生在译荐《知热感度测定法针灸治疗学》的序中特别说明：

"人身之经络，调则治，不调则病。针灸之功，所以调其不调而使其复治也。"

"近观日本赤羽幸兵卫氏所发明之知热感度测定法，能以极简易之方法，测知经络变动之情况，得明悉疾之所在，以此取穴施针，故每能动中机会而其捷如响。"

"读者依书实施，虽在初学之人，亦可确知经络病变之所以，俾利于做适应之治理而迅图其功。倘能进而求之，或可为研究整理经络学说新辟其道途，而做针灸科学化之先声也。"

"知热感度测定法"是在井穴部位上用燃着的线香来测定知热感度的敏钝，从而判定某条经络有疾病，然后用皮内针在人体对侧经络之井穴治疗的方法。

赤羽幸兵卫认为，人体疾患是由于不平衡所形成，这种现象

井穴通络——健康触手可及

被称为"天平现象":

"身体上发生异常时,在和它有关系经络的末端上同样会出现异常的。所以,如果在手足尖或是它的有关经络上加以热刺激后,即能发生左右热感差,而一旦恢复健康,这种奇异现象会立即消灭。"

"在知热感度的试验中,对低方面不去接触,而在与它相反的一边施行强刺激后,被刺激的方面变化少;未施刺激的方面,即是热度低下的一侧,指端的知热感反而会立即上升。"

"这些手足末端上所有的经穴,总称为井穴。"

赤羽幸兵卫从实验角度论证了井穴的应用,并提供了一定的验案。

承淡安先生在《针灸学术讲稿》中说:"这个方法,不但在诊断上可以知道疾病的根源所在,也证实了我们中医学中经络学说的真实性。""我也做过一段时间的实践观察,并用他的测定法来结合祖国经络治疗法则,的确既简便而又准确有效。"

他强调:"这个方法不是他想出来的,而是凭着《内经》上的指示,从实验中探测到的。""总之,他是在我国的经络学说指示下,探讨实践而成功的。"

如承淡安先生所说,我国古代医家历来以井穴顺接阴阳之气,对治五脏之病。两千多年前的《灵枢·顺气一日分为四时》曾如此记载:"病在脏者,取之井。"

《黄帝内经》是中国最早的医学典籍,分为《灵枢》《素问》两个部分。《黄帝内经》与《难经》《伤寒杂病论》《神农本草经》被称为传统医学四大经典。

《素问·缪刺论》对邪客于各经络脉刺井穴方法有着比较详细的介绍。如：

"夫邪客大络者，左注右，右注左，上下左右，与经相干，而布于四末，其气无常处，不入于经俞，命曰缪刺。"

"邪客于足太阳之络，令人头项肩痛，刺足小趾爪甲上，与肉交者各一痏，立已，不已，刺外踝下三痏，左取右，右取左，如食顷已。"

"邪客于手阳明之络，令人气满胸中，喘息而支胠，胸中热，刺手大指次指爪甲上，去端如韭叶各一痏，左取右，右取左，如食顷已。"

这里说的"足小趾爪甲上，与肉交者各一痏""手大指次指爪甲上，去端如韭叶各一痏"，分别是足太阳膀胱经的井穴至阴穴、手阳明大肠经的井穴商阳穴。

明代杨继洲《针灸大成·卷之五》专门记载"十二经井穴图"，对井穴的主治与刺法论述也颇为清晰。如：

"手太阴井，人病膨胀，喘咳，缺盆痛，心烦，掌热，肩背疼，咽痛喉肿。斯乃以脉循上膈肺中，横过腋关，穿过尺泽入少商。故邪客于手太阴之络而生是病。可刺手太阴肺经井穴，少商也，手大指侧。刺同身寸之一分；行六阴之数各一痏，左取右，右取左，如食顷已，灸三壮。"

"手太阳井，人病颔肿，项强难顾，肩似拔，臑似折，肘臂疼，外廉痛。斯乃以其脉起小指，自少泽过前谷，上循臂内至肩，入缺盆，向腋，络心间，循咽下膈，抵胃；支从缺盆上颈颊，至目锐眦入耳，复循颊入鼻颊，斜贯于颧，故邪客于太阳络生是病。可刺手小肠井少泽，小指外侧与肉相交者如韭叶。刺一分，六阴数，各一痏，左病右取，若灸如小麦炷，三壮止。"

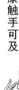

同时,井穴具有开窍、醒神作用,古代常将其用于对昏迷、晕厥、休克等急症的救治。

承淡安先生所著的《中国针灸学》,对十二井穴的定位、主治病证以及取穴、针灸方法等,也曾作详细介绍。如:

中冲

部　　位:中指之指端。

局部解剖:拇指总伸肌、正中神经指掌支、尺骨动脉之指掌支。

主 治 症:心脏炎(热病心痛烦满)、小儿疳虫(小儿多哭夜惊)、热病无汗、脑充血(头痛如破)。

主　　治:热病汗不出、头痛如破、身热如火、心痛烦满、舌强痛、中风不省人事。

摘　　要:《神应经》:治小儿夜啼多哭、灸一壮(如麦炷)。《百症赋》:廉泉、中冲,舌下肿痛堪取。《乾坤生意》:凡初中风跌倒,卒暴昏沉,痰涎壅滞,不省人事,牙关紧闭,药水不下,急以三棱针,刺手十指十二井穴,使气血流通,乃起死回生之妙诀也。

取 穴 法:于中指之指端取之。

针 灸 法:针一分,灸一壮。

经络与穴位

一、经络

古今医家十分重视井穴的应用,那井穴怎样作用于人体呢?先了解一下经络与穴位的基本概念。

承淡安先生在《伤寒论新注》中这样介绍:"针灸疗法,是一种刺激疗法,以经络为对象,以调整经络之失调为目的。一切疾病的发生,由于机体受内在因素或外在因素的刺激而引起有关经络失去平衡,此时予以适量的针灸刺激,即可使其发生调整作用而复归于平衡,病候亦随之消失。针灸疗法的优越性即在于此。"

在《中国针灸学·治疗学》中,他说道:"针灸刺激之治病,与药物之治病不同。药物含有抗生素与维生素及化学作用,对病体有物质上之补充,针灸则全凭刺激作用,激发其本身之自卫自治能力。"

由上述可以看出,针灸治病的基本原理是以经络为对象,通过刺激与经络相关的穴位,来调整失调的经络使之归于正常,从而激发人体本身的自卫自治能力。

针灸的一个很大好处是不需要服用任何药物,也没有任何副作用,对人体作用属于双向良性调节,是一种纯粹的绿色自然疗法。

那么,什么是经络?什么是穴位?

先来看什么是经络。

《灵枢·经脉》这样说："经脉者，所以能决死生，处百病，调虚实，邪可不通。"

经络是传统中医理论的一个重要概念，几千年来一直指导着中医的临床实践，尤其是针灸的临床实践。

现代医学把人体分为消化系统、运动系统、内分泌系统、泌尿系统、生殖系统、循环系统、呼吸系统、神经系统等八大系统，小至细胞、组织，大至肌肉、骨骼，却从没提到过经络。因为到目前为止，经络还难以通过现有科技手段得到有效观察和证实。

没有得到观察和证实，不等于说看不见的东西不存在。几百年前，我们看着月亮，还在想象遥不可及的嫦娥和玉兔。现在，我们也在说"嫦娥"，不过这已是中国探月工程的名字。

怎样来理解经络呢？

举个例子，我们所住的房子，房子的框架好比是人体的骨骼；不同的房间，可以看作是心、肝、脾、肺、肾、胃、大肠、小肠、胆、膀胱等器官；房子里的自来水管、电线等，就如同是血管、神经等这些组成部分。

经络是什么？经络好比是房间里的互联网，用的时候，在手机或电脑上一点就通，不用的时候，啥都看不见。

比如，孩子在里屋，你在外头，用手机发个微信，孩子就能接到信息。两人通过手机和互联网连接并落实相关"指令"，这个无形的通道，在使用微信时发生了作用。但是，不用的时候，这些通道肉眼发现不了。

经络，是人体运行气血、联络脏腑、沟通内外、贯穿上下的通路。

《医学入门·经穴起止》说："经者，径也，径直为经；经之支脉旁出者为络。""经",有径路的含义,为直行的主干;"络",有网络的含义,为经脉的外行支脉。

再举个例子来说明,经络像一个城市的交通路网。如果把主干道路看作是"经",街巷、胡同、弄堂就是"络"。经络纵横交错、遍布全身、运行气血,就像大大小小四通八达的道路,保证了人体这个"城市"的正常运作。

人体经络这个"交通路网"由哪些构成的呢?具体来说,经络系统由经脉和络脉组成。

经脉包括十二经脉、奇经八脉,以及附属于十二经脉的十二经别、十二经筋、十二皮部。

络脉包括十五络脉和浮络、孙络等。

不同经脉及络脉的基本概念及相互之间的关系和作用是怎样的呢?

十二经脉,又称"十二正经",包括手三阴经、手三阳经、足三阴经、足三阳经,也就是说,手、足各有三阴、三阳六条经络。这些经络"内属于脏腑,外络于肢节"(《灵枢·海论》),将人体内外联系成一个整体。

手足三阴三阳经络名称具体如下:

手三阴经,即:手太阴肺经、手厥阴心包经、手少阴心经。

手三阳经,即:手阳明大肠经、手少阳三焦经、手太阳小肠经。

足三阴经,即:足太阴脾经、足厥阴肝经、足少阴肾经。

足三阳经,即:足阳明胃经、足少阳胆经、足太阳膀胱经。

十二经脉是经络系统的核心,有一定的起止,有一定的循行路径和分布规律,有一定的走向以及交接规律,与脏腑有直接的属络关系,相互之间有表里关系,各有专属的穴位。

举例来说，人体这座"城市"有十二条主干道，这些主干道有自己的起始点，有自己的分布规律和通行路径，主干道与主干道之间有一定连接规律，主干道与城市商业、行政、休闲等功能区之间都有直接的联系，每条主干道还设有多个"交通岗亭"——专属穴位。

这里要特别说明，以人体垂直正中间为分隔，人体左右两侧各有十二条经脉，其名称、分布、循行等都一样。相当于人体这个城市分为左右两个区域，即"左"城区、"右"城区，两个城区各有十二条主干道路，而且道路的命名、线路、功能等一模一样。

奇经八脉是什么呢？

奇经八脉是十二经脉以外别道奇行的经脉，包括督脉、任脉、冲脉、带脉、阴维脉、阳维脉、阴跷脉和阳跷脉。奇经与脏腑没有直接的属络关系，相互之间也无表里关系。

奇经八脉中，督脉与任脉有专属循行路线与专属穴位，故十二经脉与任脉、督脉，合称为"十四经"。奇经八脉的作用，主要是联络、统帅、调节十二经脉。

还是以城市道路来比喻，如果说十二经脉是"地面道路"，奇经八脉就是"环城高架"，交叉贯穿于十二经脉之间。奇经八脉可以很好地沟通"地面道路"，特别在上下班及车流高峰期间，可以调节城市交通，保证顺畅出行。

十二经脉的附属部分——十二经别，是从十二经脉别行而离入合、深入体腔的支脉，为十二经脉的最大分支，其生理作用、病机变化均与十二经相一致，故称"别行的正经"。十二经筋，是十二经脉之气濡养筋肉骨节的体系，附属于十二经脉的筋膜系统。十二皮部，是十二经脉功能活动反映于体表的部位。

络脉，是从经脉中别出的分支，有十五络脉、浮络和孙络等。

十五络脉,是十二经和任、督二脉各自别出之络与脾之大络的总称,又称"十五别络",有本经别走邻经之特点,是络脉中的较大者,统领一身阴阳诸络,可以加强十二经脉中表里两经在体表的联系。

浮络,是循行于人体浅表部位且常浮现的络脉。其分布广泛,起着沟通经脉、输达肌表的作用。

孙络,是最细小的络脉,属络脉的再分支,分布全身,难以计数。

十二经脉的附属部分以及络脉,这些虽然是"街巷""胡同""弄堂",但也是人体这个城市交通路网体系不可或缺的组成部分,是与老百姓日常生活贴得最近的通道。

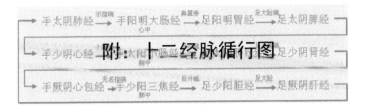

附：十二经脉循行图

手太阴肺经 → 手阳明大肠经 → 足阳明胃经 → 足太阴脾经
手少阴心经 → 手太阳小肠经 → 足太阳膀胱经 → 足少阴肾经
手厥阴心包经 → 手少阳三焦经 → 足少阳胆经 → 足厥阴肝经

（一）手太阴肺经

手太阴肺经，起始于中焦，向下联络大肠，回过来沿贲门穿过膈肌，属于肺脏。从肺系（气管、喉咙）横出腋下，下循上臂内侧，行于手少阴、手厥阴经之前，下过肘中，沿前臂内侧桡骨尺侧下缘，进入寸口（桡动脉搏动处），行至大鱼际部，沿其边际，出大指的末端。

其支脉，从腕后走向食指内（桡）侧，出其末端。

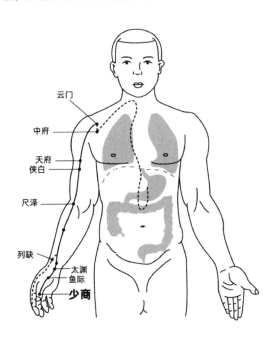

云门
中府
天府
侠白
尺泽
列缺
太渊
鱼际
少商

（二）手阳明大肠经

手阳明大肠经,从食指末端起始,沿食指桡侧缘,出第 1、2 掌骨间,进入两筋(拇长伸肌腱与拇短伸肌腱)之间,沿前臂桡侧,进入肘外侧,经上臂外侧前边,上肩,出肩峰部前边,向上交会颈部(会大椎),下入缺盆部(锁骨上窝),络于肺,通过横膈,属于大肠。

其支脉,从缺盆部上行颈部,通过面颊,进入下齿,出来夹口旁,交会人中,左侧的走到右侧,右侧的走到左侧,上夹鼻孔旁。

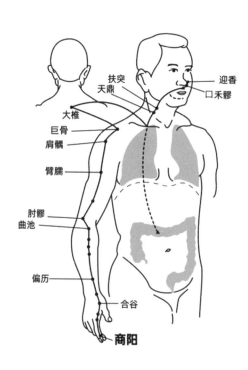

（三）足阳明胃经

足阳明胃经，起于鼻旁，交鼻根部，与旁边足太阳经交会，向下沿鼻外侧，进入上齿中，回出来夹口旁，环绕口唇，向下交承浆穴；退回来沿下颌出面动脉部（人迎），再沿下颌角（颊车），上耳前，经颧弓上（上关），沿发际，至额颅部。

其支脉，从大迎前向下，经颈动脉部（人迎），沿着喉咙，进入缺盆，向下通过横膈，属于胃，络于脾。

其主干，从缺盆向下，经乳内缘，向下夹脐旁，进入气街。

其支脉，从胃口向下，沿腹里，至气街与前外行主干会合。由此下行，经髀关穴，到伏兔穴，下入膝膑中，沿胫骨前外缘下至足背，进入中趾内侧。

其支脉，从膝下 3 寸处分出，向下进入中趾外侧。

其支脉，从足背部分出，进入大趾次趾间，出大趾末端。

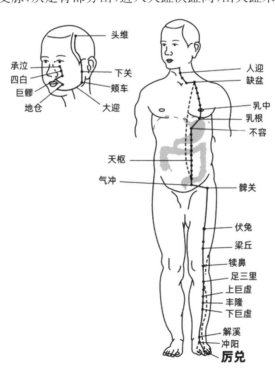

十二经脉，又称「十二正经」，包括手三阴经、手三阳经、足三阴经、足三阳经，将人体内外联系成一个整体。

15

（四）足太阴脾经

足太阴脾经，从大趾末端开始，沿大趾内侧赤白肉际，经核骨（第 1 跖趾关节内侧）后，上过内踝前缘，再上小腿腓肠肌内，沿胫骨后，交出足厥阴肝经之前，上膝股内侧前缘，进入腹部，属于脾，络于胃，上过膈肌，夹食管旁，连舌根，散布舌下。

其支脉，从胃部分出，向上通过膈肌，注入心中。

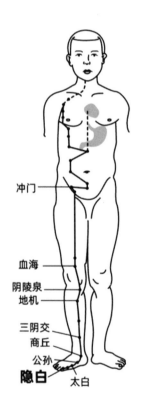

冲门

血海

阴陵泉
地机

三阴交
商丘
公孙
隐白　太白

（五）手少阴心经

手少阴心经，起于心中，从心出来属于心系，向下通过膈肌，络于小肠。

其支脉，从心系上夹食道上行，系目系。

其主干，再从心系，上行至肺，横行出于腋下，沿上臂内侧后缘，行于手太阴、手厥阴经之后，下过肘内，沿前臂内侧后缘，到掌后豌豆骨内，进入掌内后缘，沿小指的桡侧出其末端。

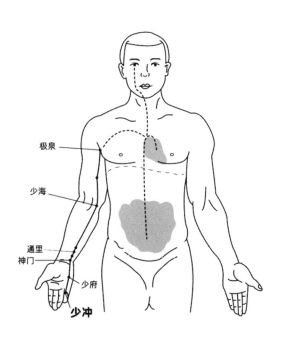

十二经别，是从十二经脉别行而离入出合、深入体腔的支脉，为十二经脉的最大分支，故称『别行的正经』。

（六）手太阳小肠经

手太阳小肠经起于小指末端,沿手尺侧上达腕部,出于尺骨小头部,直上沿尺骨下缘,出于肘内侧尺骨鹰嘴与肱骨内上髁之间,上沿臂外后侧,出肩关节,绕肩胛骨,交于肩上,进入缺盆,络于心,沿食管穿过膈肌,到胃部,属于小肠。

其支脉,从缺盆沿颈部上至面颊,到达外眼角,向后进入耳中。

其支脉,从面颊部分出,经过鼻部到达内眼角,斜行络于颧骨部。

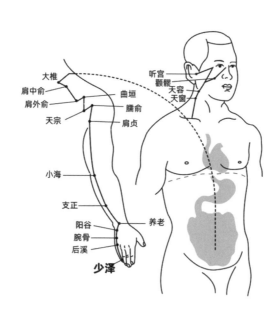

（七）足太阳膀胱经

足太阳膀胱经,起于内眼角,上过额部,与督脉交会于头顶。

其支脉,从头顶至耳上方。

其主干,从头顶入内络于脑,回出从项部下行,沿肩胛内侧,夹脊旁,到达腰中,从脊旁肌进入,络于肾,属于膀胱。

其支脉,从腰中下夹脊旁,穿过臀部,进入腘窝中。

其支脉,从肩胛左右分别下行,穿入脊旁肌肉,经过髋关节部,沿大腿外侧后缘下合于腘窝中。由此向下穿过腓肠肌,出外踝后方,沿第 5 跖骨粗隆部,到小趾外侧。

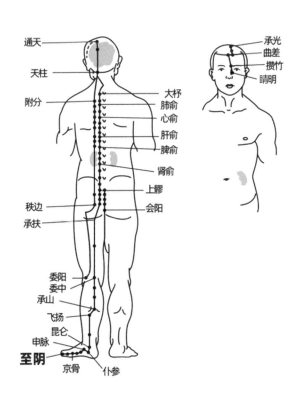

十二经筋,是十二经脉之气濡养筋肉骨节的体系,附属于十二经脉的筋膜系统。

（八）足少阴肾经

足少阴肾经,起于足小趾之下,斜过足心,行于舟骨粗隆下,沿内踝之后,进入足跟中,上行小腿内,出腘窝内侧,上大腿内侧后缘,穿过脊柱,属于肾,络于膀胱。

其主干,从肾向上穿肝、膈,进入肺中,沿着喉咙,夹舌根旁。

其支脉,从肺出来,络于心,注于胸中。

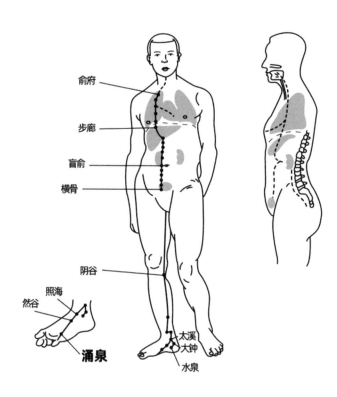

（九）手厥阴心包经

手厥阴心包经，从胸中开始，出属于心包络，下过膈肌，历络于上、中、下三焦。

其支脉，沿胸出胁部，当腋下 3 寸处向上到达腋下，沿上臂内侧，行于手太阴、手少阴经之间，进入肘中，沿前臂下行于桡侧腕屈肌腱与掌长肌腱之间，进入掌中，沿着中指出其末端。

其支脉，从掌中分出，沿无名指出其末端。

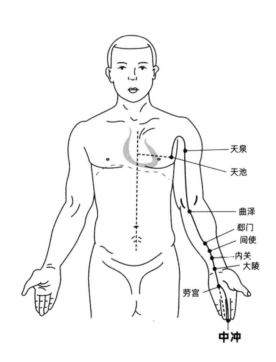

（十）手少阳三焦经

手少阳三焦经,起始于无名指尺侧末端,上行小指与无名指之间,沿着手背至腕部,出于前臂伸侧尺骨、桡骨之间,向上穿过肘尖,沿上臂外侧,向上通过肩部,交出足少阳经的后面,进入缺盆,分布于膻中,散络心包,通过膈肌,遍属于上、中、下三焦。

其支脉,从膻中向上出缺盆,上行项部,系耳后,直上出耳上方,弯下行于面颊,至目下。

其支脉,从耳后进入耳中,出走耳前,经过上关前,交面颊,至外眼角。

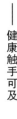

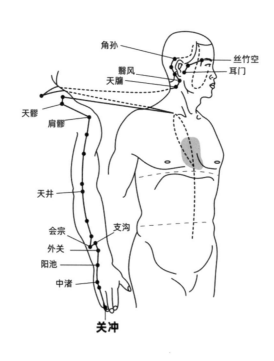

（十一）足少阳胆经

足少阳胆经，从外眼角开始，上行到额角，下耳后，沿颈侧部，行手少阳三焦经之前，至肩上，交出手少阳三焦经之后，进入缺盆。

其支脉，从耳后进入耳中，走出耳前，至外眼角后。其支脉，从外眼角分出，下向大迎，会合手少阳三焦经至眼下；下经颊车部下行颈部，与前脉会合于缺盆。由此下向胸中，通过膈肌，络于肝，属于胆，沿胁里，出于气街（腹股沟动脉处），绕阴毛边，横向进入髋关节部。

其主干，从缺盆下至腋部，沿侧胸，过季胁，向下会合于髋关节部。由此向下，沿大腿外侧，出膝外侧，下向腓骨小头前，直下至腓骨下段，下出外踝之前，沿足背进入第4、5趾之间。其支脉，从足背分出，进入第1、2跖骨之间，沿此歧骨内，出大趾端，回转来通过爪甲，出于趾背丛毛。

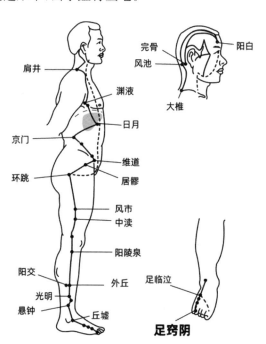

23

(十二)足厥阴肝经

足厥阴肝经,从大趾爪甲后毫毛部开始,向上沿着足背,至距内踝 1 寸处,上行至内踝上 8 寸处,交出足太阴脾经之后,上腘内侧,沿着大腿内侧,进入阴毛中,环绕阴部,至小腹,夹胃旁边,属于肝,络于胆;向上通过膈肌,分布胁肋部,沿喉咙之后,上入颃颡(鼻咽部),连接目系,上出于额部,与督脉交会于头顶。

其支脉,从目系下向面颊中,环绕唇内。

其支脉,复从肝分出,通过膈肌,上注于肺中。

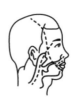
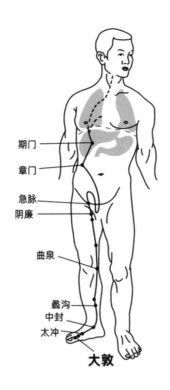

期门

章门

急脉

阴廉

曲泉

蠡沟

中封

太冲

大敦

二、穴位

怎么理解穴位呢?

穴,顾名思义,是指洞穴、洞窟,有孔隙、空窍的意思。

穴位,是指有空隙的地方。《黄帝内经》称之为"节""会""气府"等,《针灸甲乙经》称之为"孔穴",《太平圣惠方》称之为"穴道",《铜人腧穴针灸图》称之为"腧穴",《神灸经纶》称之为"穴位"。

穴位是人体脏腑经络之气输注出入的特殊部位,既是疾病的反应点,也是针灸防治疾病的刺激点。

穴位不是孤立在体表的一个点,而是与人体深部组织器官有着密切联系、疏通气血的"立体结构"。《灵枢·九针十二原》说,穴位是"神气之所游行出入也,非皮肉筋骨也。"

以十二经脉为例,如果说十二经脉是人体这个城市的十二条主干道路,穴位就是每一条主干道路的"交通岗亭",承担着指挥交通、维护秩序等日常工作。人体经络之气的游行、出入是否正常,"交通岗亭"的作用显得十分重要。

《经络腧穴学》上这么说:"通过针刺、艾灸等对腧穴的刺激,可以通其经脉,调其气血,使阴阳归于平衡,脏腑趋于和调,从而达到扶正祛邪、治疗疾病的目的。"

每一条主干道路有自己专属的"交通岗亭",数量不等,少则10多个,多则60多个。

比如,"手太阴肺经"从胸走手,整个路段有 11 个"交通岗亭",分别是中府穴、云门穴、天府穴、侠白穴、尺泽穴、孔最穴、列缺穴、经渠穴、太渊穴、鱼际穴、少商穴。

比如,"足阳明胃经"从头走足,从面部承泣穴、四白穴一直到足部的内庭穴、厉兑穴，多达 45 个"交通岗亭"。

路线不同、部位不同、环境不同，设置的"交通岗亭"也不同，每个岗亭都有自己的"职责"。这个"职责"，可以理解为穴位的主治作用。

人体的穴位很多，现在国家标准统一认定为 362 个。依照传统的分类方法，穴位大致可以分为十四经穴、经外奇穴、阿是穴三类。

凡归属于十二经脉和任、督二脉的穴位，称为十四经穴，简称经穴。经穴的特点是有具体的名称，有相对固定的部位，有特定的经脉归属关系，不仅有主治本经病症的作用，而且能治疗相关脏腑的病症。

经外奇穴，是指没有纳入十四经范围，但有固定的名称、位置和主治内容的穴位，简称奇穴。

阿是穴，是指以病痛局部或与病痛有关的压痛（敏感）点作为穴位，又称为"不定穴""天应穴"。这类穴位没有具体名称，也没有固定部位，而是以痛处作为穴位予以刺激。

如果把十四经穴理解为"交通岗亭"，由交通警察负责管理，那么奇穴就是由辅警协助管理，阿是穴由交通志愿者挥着小红旗帮助管理。交通警察、辅警和交通志愿者协同完成城市的交通路网管理。

原理与操作

一、井穴通络的涵义及特点

人体穴位这么多，为什么选择井穴作为刺激点呢？

隋唐时期著名的医药学家、养生学家在《千金翼方》中说："凡诸孔穴，名不徒设，皆有深意。"古人对穴位的命名不是随便定的，而是体现了穴位的部位特点、主治作用、经脉阴阳属性以及中国文化的特性等。

井穴的"深意"在于"井"字。

"井"的基本释义，是指从地面往下挖成的能取水的深洞。井穴以"井"为名，寓意这个穴位具有"井"的功能。也就是说，这个地方"取水"，有源源不断、取之不竭之意。

井取的是水，"井穴"取的是什么呢？

《素问·调经论》中有这样一句话："五脏之道皆出于经隧，以行血气；血气不和，百病乃变化而生，是故守经隧焉。"

"经隧"，就是经脉的意思，里面流行的是气血。承淡安先生说针灸在于"调整经络之失调"，说的就是调节经络失调之气血。气血和了，百病才不会生。穴位，就是调节经络气血并使之相和的"调节阀"。

用城市交通道路来比喻，气血好比是车流、人流，穴位是"交通岗亭"，刺激穴位就是指挥交通警察、辅警或者交通志愿者等上岗组织道路交通。

『五脏之道皆出于经隧，以行血气；血气不和，百病乃变化而生，是故守经隧焉。』

27

关于井穴的特别之处,可以看这样两段话:

第一段话:"经脉十二,络脉十五,凡二十七气,以上下。所出为井,所溜为荥,所注为输,所行为经,所入为合。"(《灵枢·九针十二原》)

十二经脉分布在肘、膝关节以下有井、荥、输、经、合五个穴位,总称"五输穴"。井穴是五输穴之一,全身十二经脉各有一个井穴,故又称"十二井穴"。

这段话的意思是说,十二经脉以及十五络脉的经脉之气,都是从四肢末端向上流动,并逐步深入,进而会合于五脏六腑。井穴在指(趾)之端,像源头一样,是经脉之气流出的地方。

第二段话:"奇邪离经,不可胜数,不知根结,五脏六腑,折关败枢,开合而走,阴阳大失,不可复取。"(《灵枢·根结》)

这里提到"不知根结"一词。"根""结"是什么呢?"根"是树根,起始的意思;"结"是缔结,归结的意思。

"根"是经气所起的根源处,是四肢末端的"井穴";"结"是经气所归的集聚处,在头面、胸腹的一定部位和器官。《灵枢·根结》强调的是,位于四肢末端的井穴是经气出发点,对头身疾病治疗有着重要作用。

《灵枢·根结》对手足三阳经脉气所起的根源——井穴专门进行了论述,到了元代窦汉卿所著的《标幽赋》,进一步指明十二经脉以四肢井穴为"根"。

从上面两段话来看,古人说得很清楚,十二井穴是十二经脉气的源头、根本。如果把经脉比喻成一棵树,在井穴进行刺激,就像是在根部进行浇灌,从源头上输送营养,从而让这棵树在根本上得到养护。

也就是说,对于人体经络系统而言,刺激十二井穴可以调节十二经脉及其附属部分(十二经别、十二经筋、十二皮部),以及十五络脉与从络脉分出的浮络、孙络等的经气。这些经气,统称为"二十七气"。

用前面城市交通路网这个例子来理解,比如,"手阳明大肠经",其循行路线从食指部的商阳穴、二间穴,一直到面部的口禾髎穴、迎香穴,整条经线上有 20 个穴位,好比整条道路有 20 个"交通岗亭"。

这 20 个"交通岗亭"中,井穴商阳穴是根穴,是手阳明经气的源头,它的重要性在哪呢? 商阳穴是"手阳明大肠经"这条主干道与其他主干道交接的"枢纽",是经气的"入口",是控制流量的"闸口",这里协调把控好了,可以有序保障全线的通行。

经络系统遍布全身,经络中的气血可以濡养周身,身体哪里出现症状,就可以理解为哪里出现了交通堵塞。

承淡安先生在《针灸学术讲稿·经络的类别和一般分布情况》里说:"这是因为经络满布在人体各部,并且所属所络都有其所根属的脏腑,所以病的征象也就脱离不了经络上的表现。""由此可知古人对于经络的应用,把病候归纳到经络方面,从经络来探讨治病法则,是有它的深刻意义的。"

根据症状所涉及的部位以及所联系的脏腑,可以"定位"到具体的某个"城市"功能区、某条岔路、某条街巷,乃至小小的胡同、弄堂,从而可以快速、精准、及时地进行疏导。

从这个角度来看,人体任何一个部位出现不适症状,都可以通过刺激与之相关的经脉井穴来调节经络气血,从而达到提高人体自身"自卫自治能力"的目的。

"故在治疗的应用上,一穴并不专治一经的病,所有交会有关的经,只要有着不平衡不协调的经,都能受到影响而得到调整

（凡有关之经，其经气正常者不受影响）。由这点去观察经络对于治疗上的价值，是非常广泛而又有它具体系统和巨大的作用了。"（《承淡安·针灸学术讲稿·从治疗上来谈经络的价值》）

井穴通络即是依据上述原理，以传统中医经典理论为遵循，在古今医家实践基础上，以阴阳学说、经络学说为指导，以揿针、井穴贴、王不留行籽、艾条等为工具刺激体表井穴，开窍醒神、疏通经络、调和阴阳，以改善人体不适症状的一种中医外治方法。

这一方法是在南京中医药大学教授、主任中医师、博士研究生导师，国家中医药管理局澄江针灸学派传承工作室负责人，江苏省中医针灸专业质控中心主任张建斌指导下，由国家中管局澄江针灸学派传承工作室专家、江阴市非物质文化遗产项目"澄江针灸"代表性传承人张忠挖掘整理、传承创新的一项特色诊疗技术。

选择井穴"疏通经络、宣导气血"，还因为其具有极"简"的特质，即：取穴简易、操作简便、应用简捷。

第一，取穴简易。十二井穴中，除涌泉穴在足掌、中冲穴在中指顶端以外，其余穴位均在指（趾）爪甲根角的侧上方0.1寸（指寸）处，好认好记，所处位置基本相似，可以快速定位取穴。

为方便操作，根据同名经"同气相求"理论，涉及足三阴三阳经的井穴，取手部三阴三阳同名经的井穴来操作，实际用穴精简至6个穴位。

手三阴三阳经指手太阴肺经、手厥阴心包经、手少阴心经以及手阳明大肠经、手少阳三焦经、手太阳小肠经。

足三阴三阳经指足太阴脾经、足厥阴肝经、足少阴肾经以及足阳明胃经、足少阳胆经、足太阳膀胱经。

手足三阴三阳经，合起来是 12 条经脉，每条经脉有 1 个井穴，这 12 个井穴，怎样精简为 6 个穴位呢？

同名经"同气相求"，是指经络名称相同，其经气亦相同。有些教材称之为同名经"同气相通"。

什么意思呢？打个通俗的比方，这些名称相同的经络，相互之间是"堂兄弟"关系。

比如，手太阴肺经和足太阴脾经，虽然一个是手经、一个是足经，一个是肺经、一个是脾经，但两条经络都是"太阴"家族，手太阴肺经和足太阴脾经是"堂兄弟"。

取用井穴的时候，既可以取手太阴经的少商穴，也可以取足太阴经的隐白穴，两个穴位都姓"太阴"，经气基本相同。为方便操作，涉及足太阴经的井穴，可以取手太阴经的井穴来替代。

再比如，手阳明大肠经和足阳明胃经，两条经络都是"阳明"家族"堂兄弟"，取用井穴的时候，涉及足阳明经的井穴，可以直接取手阳明经的井穴来替代。

其他经络仿此类推。

这样"合并同类项"以后，原本 12 个井穴，实际使用时，可以精简为手部 6 个井穴（少商穴、商阳穴、中冲穴、关冲穴、少冲穴、少泽穴），十分符合承淡安先生要求的"精简疏针"原则。他在《中国针灸学·治疗学》中强调："总之，治病取穴，在可能范围内，应尽量少取，做到精简疏针。"

手足三阴三阳经脉及井穴同名经对应关系具体如下：

1. 手太阴肺经少商穴——足太阴脾经隐白穴；

「因为经络满布在人体各部，并且所属经络都有其所根属的脏腑，所以病的征象也就脱离不了经络上的表现。」

2. 手阳明大肠经商阳穴——足阳明胃经厉兑穴；

3. 手厥阴心包经中冲穴——足厥阴肝经大敦穴；

4. 手少阳三焦经关冲穴——足少阳胆经足窍阴穴；

5. 手少阴心经少冲穴——足少阴肾经涌泉穴；

6. 手太阳小肠经少泽穴——足太阳膀胱经至阴穴。

第二，操作简便。井穴通络操作工具主要是揿针、井穴贴、王不留行籽以及艾条等，也可以指甲等代替，基本无创无痛，没有场地、设施、环境等限制，也不需要一般针刺补泻、得气等操作，可随时随地进行自我保健或对症而治，很容易被患者接受和使用。

第三，应用简捷。井穴通络既可以改善脏腑导致的不适，也可针对头面、躯干、四肢等经脉循行部位的症状进行调理，适应证广，实用性强，特别是初学者无需掌握很多专业知识，根据操作步骤及使用说明即可上手，十分适合于居家保健及辅助治疗。

十二井穴名称及定位示意图

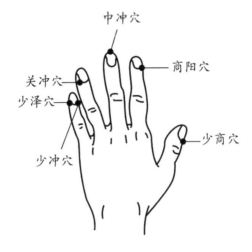

手太阴肺经**少商**穴:拇指末节桡侧,指甲根角侧上方 0.1 寸。

手阳明大肠经**商阳**穴:食指末节桡侧,指甲根角侧上方 0.1 寸。

手厥阴心包经**中冲**穴:中指末端最高点。

手少阳三焦经**关冲**穴:第 4 指末节尺侧,指甲根角侧上方 0.1 寸。

手少阴心经**少冲**穴:小指末节桡侧,指甲根角侧上方 0.1 寸。

手太阳小肠经**少泽**穴:小指末节尺侧,指甲根角侧上方 0.1 寸。

『总之,治病取穴,在可能范围内,应尽量少取,做到精简疏针。』

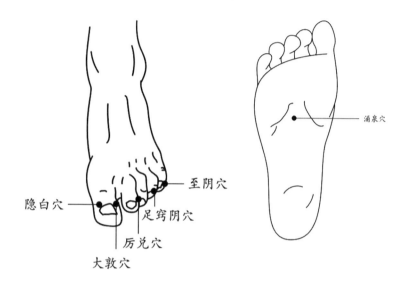

涌泉穴

至阴穴

隐白穴

足窍阴穴

厉兑穴

大敦穴

足太阴脾经**隐白**穴：大趾末节内侧，趾甲根角侧后方 0.1 寸。

足厥阴肝经**大敦**穴：大趾末节外侧，趾甲根角侧后方 0.1 寸。

足阳明胃经**厉兑**穴：第 2 趾末节外侧，趾甲根角侧后方 0.1 寸。

足少阳胆经**足窍阴**穴：第 4 趾末节外侧，趾甲根角侧后方 0.1 寸。

足太阳膀胱经**至阴**穴：小趾末节外侧，趾甲根角侧后方 0.1 寸。

足少阴肾经**涌泉**穴：屈足卷趾时足心最凹陷中。

二、操作工具及使用方法

井穴通络调理的操作工具，可使用揿针、井穴贴、王不留行籽等贴附物以及艾条，还可以用指掐等其他替代方式或工具。

揿针因形似揿钉，简称揿针。揿针操作是将特制的小型针具固定于腧穴部位皮内或皮下并较长时间留针的一种方法。

揿针操作简单、安全，针刺只及皮下不达深层，不会伤及脏腑、神经干及大血管。

揿针使用方法如下：

（1）选一环境相对安静场所，施治双方平心静气，身体放松，精神专注。施者要全面了解患者症状，并与患者充分沟通和交流。

（2）术前应消毒，可用 75％乙醇棉球擦拭需要针刺的部位皮肤，或用 1.5％碘伏擦拭。擦拭时应从中心点向外绕圈消毒。

（3）手持胶布，将揿针直压刺入所选穴位。注意，揿针不可重复使用。

（4）埋针时间根据需要而定，一般埋针 1 小时左右，也可更长时间，建议最长不超过一天时间。埋针期间，患者可定时按压揿针以加强刺激、提高效果。

（5）埋针部位持续疼痛时，应调整埋针深度和方向。调整后仍感疼痛，应予出针。埋针期间，针处不可着水，以防感染。若局部感染，应即出针，并做相应处理。

（6）对金属过敏者禁止埋针，局部红肿、皮肤化脓感染处、紫癜和瘢痕处，及皮肤过敏者、出血性疾病患者不宜埋针。

非专业人士、惧针者，可使用井穴贴（井穴专用穴位压力刺激贴、砭贴，简称井穴贴，下同）、王不留行籽、艾条等工具。

揿针
操作演示

井穴贴
操作演示

艾条
操作演示

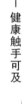

井穴通络——健康触手可及

　　井穴贴与揿针形似,所不同的是将尖锐的针尖改为圆柱体等刺激物,专门用于指端皮薄、肉少部位的井穴。这样既保持了与揿针相似的刺激量,又可避免针刺破皮现象,无创无痛,充分体现了简单、安全、方便、经济、实用的特点。

　　王不留行籽是植物麦蓝菜干燥成熟的种子,临床上常将其与医用胶布组成后贴于人体穴位处,并通过外力产生压力刺激作用。

　　使用井穴贴、王不留行籽等工具时,可将其贴附于穴位,然后在每个穴位按压或按揉 36 下。按压或按揉时力度保持均匀、柔和,以患者略有刺激压力之感为宜。

　　若不适症状无明显变化,可适当增加操作时间或频次。贴附物一般留置 1 小时左右后取下,也可更长时间,建议最长不超过一天时间。留置期间,患者可定时按压或按揉以增强刺激、提高效果。

　　若使用艾条,可将艾条一端点燃,对准所选穴位,距皮肤约 2～3 厘米(公分),使患者局部有温热感或轻微灼痛为宜,亦可如鸟雀啄食一样上下活动,或左右移动、反复旋转施灸等。

　　艾条是用绵纸包裹艾绒制成的圆柱形长卷,主要用于艾灸,是传统的中药外治方法。

　　操作时无需讲究灸火强弱及灸感、补泻等。每个穴位的施灸时间,一般掌握在 3 分钟左右。若不适症状无明显变化,可适当增加施灸时间和频次。施灸场所应注意通风,保持空气清新。

　　若无上述辅助工具,也可在传统中医理论指导下,以指甲掐压,或以牙签、笔头等合适硬物刺激所选穴位。

　　使用井穴贴、王不留行籽、艾条以及其他辅助方式或工具,操作时场所环境要求相对安静,施治双方平心静气,身体放松,精神专注,施者应与患者充分沟通和交流,以取得患者的信任和配合。

三、操作步骤及示例

（一）操作步骤

井穴通络调理操作分为循经取穴、交叉施治、体察变化三个步骤,简称"取穴、施治、察变"。

取穴——循经取穴

经络系统遍布全身内外上下,不论是内在的脏腑还是外在的肢节,都有不同的经络通过。

"经脉所过,主治所及",身体某个部位或脏腑出现症状,即可取其相关经脉的井穴施治。

1. **对于有明确和固定部位的症状,可以根据症状所在部位有哪条或哪几条经络通过,从而确定其相关经脉的井穴施治。**

比如,后枕部头痛,涉及足太阳膀胱经循行,可取其井穴至阴穴施治;侧头部头痛,涉及手少阳三焦经,取其井穴关冲穴施治。

比如,膝盖内膝眼、外膝眼双侧疼痛,两处涉及的经脉分别是足阳明胃经、足太阴脾经,可取这两条经脉的井穴——厉兑穴、隐白穴施治。

2. **对于脏腑不适,可结合该脏腑所联系的经络进行辨经,然后取相应经脉的井穴施治。**

比如,胃部疼痛,足阳明经属胃,取其井穴厉兑穴施治;腹泻,跟大肠有关系,手阳明经属大肠,取其井穴商阳穴施治。

取脏腑所联系经脉井穴施治同时,还可以取该脏腑所在部位相关循行经脉井穴施治。

比如,咳嗽、咳痰,既可取属肺的手太阴肺经井穴少商穴施治,还可取与该脏腑部位相关的的循行经脉手阳明大肠经、足阳明胃经、手少阴心经、足少阴肾经、足厥阴肝经等井穴施治。

施治——交叉施治

交叉施治,是指症状位于身体左侧,取右侧井穴施治;症状位于身体右侧,取左侧井穴施治。

若症状在中间或难以区分左右,则左右任取一侧井穴施治,但不同时在双侧取穴施治。

比如,左侧头部疼痛,取右侧手少阳三焦经井穴关冲穴施治;右侧头部疼痛,取左侧手少阳三焦经井穴关冲穴施治。

比如,颠顶部头痛,症状难以区分左右,任取一侧足厥阴肝经井穴大敦穴施治。

比如,腹部中脘附近疼痛,症状难以区分左右,任取一侧足阳明胃经井穴厉兑穴施治。

为什么要交叉施治呢?

《素问·阴阳应象大论》有这么一段话:"故善用针者,从阴引阳,从阳引阴,以右治左,以左治右,以我知彼,以表知里,以观过与不及之理,见微得过,用之不殆。"

《灵枢·缪刺论》论述井穴之刺时,也明确指出"左取右,右取左"。

杨继洲在《针灸大成》中阐述井穴刺法,同样有"左取右,右取左""左病右取"等要求。

承淡安先生对交叉施治这样论述:"人体的健康状态,就是人体的上下、内外、前后、左右、阴阳、表里等呈现出平衡状态;如果某一方面受到刺激,导致身体任何一方面平衡的打破,就会表

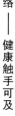

现出疾病状态。"（《承淡安针灸经验集》）

承淡安先生以物理杠杆之理解释针灸砭石治病原理，"甲端为重点，丙端为力点，中部为支点，甲端因受重力，谋失其平衡而发生痛苦，若于某部（作为支点）经穴传达压力于某部（作为力点），使受重之端得其平衡，而痛苦解矣。韩夫子曰：凡物不得其平则鸣。窃意人身经络脏腑之气化，不得其平则病，针灸砭石，使其平也。"[《承淡安医集·针灸医话（三）》]

交叉施治原则不仅在井穴应用中有着重要意义，若从传统文化经典及中医基础理论层面来看，"左取右、右取左"还蕴含着天人合一、阴阳之道等中华优秀文化精粹。

察变——体察变化

体察变化，是指在施治同时，施者注意观察和引导患者以适当方式体会症状及身心其他变化。

比如，对于颈椎、肩颈、腰背等部位的症状，可引导患者轻缓活动不适症状所在部位，静心体会和观察症状及身心其他变化。

比如，对于头部、胃部、腹部等无法活动患部的症状，可引导患者静心体会和观察施治前后症状及身心其他变化。

体察症状变化的方法比较灵活，施者可根据实际情况掌握使用。

针对某症状取一井穴施治后，应即引导患者以适当方式体会和观察患部症状及身心其他变化，不必一次将相关井穴全部取齐。

若取穴施治后症状消失，余穴可不用再取。若症状改善不明显，可继取余穴。

《素问·宝命全形论》说："凡刺之真，必先治神。"《灵枢·官能》指出："用针之要，勿忘其神。"

『凡物不得其平则病，针灸砭石，使其平也。』窃意人身经络脏腑之气化，不得其平则鸣。

《标幽赋》强调："凡刺者,使本神朝而后入;既刺也,使本神定而气随。神不朝而勿刺,神已定而可施。"也就是说,凡用针刺治疗,应使患者精神集中而后刺入;既刺入,应使患者精神安定,而后施针行气。对精神不集中的人不应针刺,待其神气定后可以针刺和行针施术。

承淡安先生在《针灸薪传集》的序中亦说："病者、医者心灵之未能统一,亦不易呈显着之效果也。洵乎二十世纪之人,不明医理之半耳,余讲授针理之时,每注意于心灵之如何修养、如何运用者,盖有故也。希我同门能深味此义而善运用之,不特斯道之玄奥神秘,可了如指掌;临症应病,亦可得心而应手矣。"

在施治过程中强调施治双方体察症状变化,其实是针灸治神守气原则的临床应用。这样既可以让施者专一其神、意守神气,及时了解患者机体变化,也可以帮助患者通过体会症状及身心变化确立信心,感知自己真实的身心状态,提高井穴通络的施治效果。

《针灸治疗学》专门强调治神守气的重要性:"治神守气是充分调动医者、患者双方积极性的关键措施。医者的治神守气、患者的意守感传,往往对诱发经气、加速气至、促进气行和气至病所起到决定性的作用。"

《针灸治疗学》多处载有类似方法:

比如,治疗"漏肩风","肩关节活动受限者,在局部穴针刺前或出针后刺远端穴,行针后让患者活动肩关节。"

比如,治疗"急性腰扭伤","一般宜先刺远端穴位,配合腰部活动。"

比如,治疗"急性踝关节扭伤","一般宜先取远端穴位,针刺时配合踝关节活动。"

比如,治疗"咽喉肿痛","列缺、照海行针时可配合做吞咽动作。"

这里所说的远端穴位，是指距离病痛较远处部位的穴位，一般以四肢肘膝关节以下穴位居多，用来治疗头面、五官、躯干、脏腑病症。

上面说到的"照海、列缺"就是位于腕踝关节附近的远端穴。井穴同样处于"远端"——四肢末端，可以发挥穴位的远治作用。

（二）操作应用示例

肩部不适

某患者主诉左侧肩部抬举时外侧、前外侧区域疼痛。

【取穴】不适部位涉及手少阳三焦经、手阳明大肠经循行，分别取井穴关冲穴、商阳穴。

【施治】症状在左侧，按交叉施治原则，在右侧手部井穴关冲穴、商阳穴施治。

施治时双方平心静气、身体放松、精神专注，然后选择相应工具。

（1）若选择揿针，先用 75％乙醇棉球擦拭需要针刺部位皮肤，然后手持胶布，将揿针直压刺入所选穴位。

（2）若选择井穴贴、王不留行籽等贴附物，贴附后可按压或按揉 36 下，以患者略有刺激压力之感为宜。

（3）若使用艾条，将艾条点燃后对准所选穴位，距皮肤约 2～3 公分，使患者局部有温热感或轻微灼痛为宜，亦可如鸟雀啄食一样上下活动，或左右移动、反复旋转施灸等。每个穴位一般施灸 3 分钟左右。

【察变】施治同时，嘱咐患者轻轻活动肩关节，静心体会和观察症状及身心其他变化,如抬举高度是否增加,疼痛状况是否缓解等。

若症状改善不明显,可适当延长施治频次或时间。

若使用揿针或井穴贴、王不留行籽等贴附物,可嘱咐患者在埋针(留置)期间定时按压或按揉,以加强刺激、提高效果。

头部不适

某患者主诉右侧头部胀痛。

【取穴】不适部位涉及手少阳三焦经、足少阳胆经。

【施治】症状在右侧,按交叉施治原则,在左侧手部井穴关冲穴、足部井穴足窍阴穴施治。

根据传统中医"同气相求"理论,为方便操作,足少阳胆经足窍阴穴,取手少阳三焦经井穴关冲穴施治。

施治时双方平心静气、身体放松、精神专注,然后选择相应工具。

(1)若选择揿针,先用75%乙醇棉球擦拭需要针刺部位皮肤,然后手持胶布,将揿针直压刺入所选穴位。

(2)若选择井穴贴、王不留行籽等贴附物,贴附后可按压或按揉36下,以患者略有刺激压力之感为宜。

(3)若使用艾条,将艾条点燃后对准所选穴位,距皮肤约2~3厘米(公分),使患者局部有温热感或轻微灼痛为宜,亦可如鸟雀啄食一样上下活动,或左右移动、反复旋转施灸等。每个穴位一般施灸3分钟左右。

【察变】施治同时,嘱咐患者静心体会和观察症状及身心其他变化,如疼痛状况是否缓解、身心其他方面有无变化等。

若症状改善不明显,可适当延长施治频次或时间。

若使用揿针或井穴贴、王不留行籽等贴附物，可嘱咐患者在埋针（留置）期间定时按压或按揉，以加强刺激、提高效果。

咽喉部不适

某患者主诉咽喉部肿痛，吞咽不适。

【取穴】不适部位涉及足阳明胃经、手太阳小肠经、足太阴脾经、手少阴心经、足少阴肾经、足厥阴肝经。

【施治】症状难以区分左右，左右任选一侧施治。

根据传统中医"同气相求"理论，为方便操作，足阳明胃经、足太阴脾经、足少阴肾经、足厥阴肝经，可分别取手部手阳明大肠经商阳穴、手太阴肺经少商穴、手少阴心经少冲穴、手厥阴心包经中冲穴施治。

施治时双方平心静气、身体放松、精神专注，然后选择相应工具。

（1）若选择揿针，先用75％乙醇棉球擦拭需要针刺部位皮肤，然后手持胶布，将揿针直压刺入所选穴位。

（2）若选择井穴贴、王不留行籽等贴附物，贴附后可按压或按揉36下，以患者略有刺激压力之感为宜。

（3）若使用艾条，将艾条点燃后对准所选穴位，距皮肤约2～3厘米（公分），使患者局部有温热感或轻微灼痛为宜，亦可如鸟雀啄食一样上下活动，或左右移动、反复旋转施灸等。每个穴位一般施灸3分钟左右。

【察变】施治同时，嘱咐患者做吞咽动作，静心体会和观察症状变化，如肿痛状况是否缓解、吞咽不适是否改善、身心其他方面有无变化等。

取穴时，因涉及井穴较多，不必一次将井穴取齐，可先取一

『病者、医者心灵之未能统一，亦不易呈显著之效果也。』

穴先行施治,然后嘱咐患者静心体会和观察症状变化。若施治后症状消失,余穴不用再取。若症状改善不明显,可继取余穴。

若症状改善仍不明显,可适当延长施治频次或时间。

若使用揿针或井穴贴、王不留行籽等贴附物,可嘱咐患者在埋针(留置)期间定时按压或按揉,以加强刺激、提高效果。

咳嗽不适

某患者主诉咳嗽,无痰。

【取穴】不适区域涉及手太阴肺经、手阳明大肠经、足阳明胃经、手少阴心经、足少阴肾经、足厥阴肝经。

【施治】症状难以区分左右,左右任选一侧施治。

根据传统中医"同气相求"理论,足阳明胃经、足少阴肾经、足厥阴肝经,可分别手部手阳明大肠经商阳穴、手少阴心经少冲穴、手厥阴心包经中冲穴施治。

施治时双方平心静气、身体放松、精神专注,然后选择相应工具。

(1)若选择揿针,先用75%乙醇棉球擦拭需要针刺部位皮肤,然后手持胶布,将揿针直压刺入所选穴位。

(2)若选择井穴贴、王不留行籽等贴附物,贴附后可按压或按揉36下,以患者略有刺激压力之感为宜。

(3)若使用艾条,将艾条点燃后对准所选穴位,距皮肤约2~3厘米(公分),使患者局部有温热感或轻微灼痛为宜,亦可如鸟雀啄食一样上下活动,或左右移动、反复旋转施灸等。每个穴位一般施灸3分钟左右。

【察变】施治同时,嘱咐患者静心体会和观察症状变化,如肿痛状况是否缓解、吞咽不适是否改善、身心其他方面有无变化等。

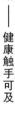

取穴时，因涉及井穴较多，不必一次将井穴取齐，可先取一穴先行施治，然后嘱咐患者静心体会和观察症状变化。

本例患者咳嗽病位主要在肺，可先取肺脏所属的手太阴肺经井穴少商穴施治。若施治后症状消失，余穴不用再取。若症状改善不明显，可继取余穴。

若症状改善仍不明显，可适当延长施治频次或时间。

若使用揿针或井穴贴、王不留行籽等贴附物，可嘱咐患者在埋针（留置）期间定时按压或按揉，以加强刺激、提高效果。

四、操作注意事项

井穴通络调理一般无针刺治疗可能出现的异常情况，操作过程中仍需注意以下事项：

1. 患者过于紧张、饥饿、疲劳、饱腹及酒后等不宜施治。

2. 怀孕妇女原则上不宜施治。

3. 施治过程中或结束后，极少数患者可能出现"晕针"现象，可按下述方法及时处理：

患者若突然出现精神疲倦、头晕目眩、面色苍白、恶心欲吐、多汗、心慌、四肢发冷，甚至出现神志不清、晕厥等现象，应立即停止施治（若使用揿针、井穴贴、王不留行籽等贴附物，应即取下），然后将患者放平，头部放低，松开衣带，注意保暖，给予温水或红糖水，一般很快会恢复正常。重者可选人中、内关、足三里等穴位指压，或灸百会、关元、气海、涌泉等穴位。若仍不省人事，可考虑配合其他治疗或采用急救措施。

4. 施治后两小时内，不宜接触冷水、进食生冷食物及进行剧烈运动等。

5. 若出现施治无效、反复发作或加重等现象，应及时就医治疗。

症状与调理

井穴通络调理取穴简易、安全方便，可用于日常养生保健、疾病防治等，不仅适合亚健康、慢性病患者的自我诊治，也适合专业医护人员在临床中辅助应用。

┌─ 特别提醒 ─┐

为方便操作，本章调理应用示例及"小贴士"涉及足三阴三阳经井穴的调理建议，根据传统中医"同气相求"理论，均取其手三阴三阳同名经井穴施治。施者也可按井穴通络操作步骤取足部井穴调理。

井穴通络——健康触手可及

一、头部胀痛、抽痛、跳痛、空痛、昏沉等

60岁左右的罗大姐，平时有头痛现象，最近又发作了。

我问她，现在头痛不痛呢？她点点头说，痛啊。

我继续问："哪里痛得厉害些呢？"罗大姐指指右侧太阳穴附近，说："这里比较严重，一跳一跳的痛。"

疼痛部位在右侧太阳穴附近，经脉循行主要是阳明经、少阳经。太阳穴附近出现不适症状，相当于这个部位出现了交通堵塞。这里的道路主要是两条，一条叫"阳明"路，一条叫"少阳"路。

"阳明"路的问题，找"阳明"路的交通岗亭——商阳穴来处理。不适部位在右侧，根据交叉施治原则，取左侧手部商阳穴，贴上王不留行籽，然后用拇指按揉10多下。

我问罗大姐症状有没有变化，她说疼痛"跑"到右眼角附近了。右眼角区域也属于"少阳"路范围，一并找"少阳"路岗亭——关冲穴处理，还是贴上王不留行籽，按揉10多下。

罗大姐说疼痛没了。区域道路通畅了，交通堵塞问题也解决啦。

然后我问罗大姐是否还有哪里不舒服，她体会了一下说，觉得右侧头部好像还有些胀。侧头部的问题，不管是涉及足少阳经循行，还是手少阳经循行，按照"同气相求"理论归并后，为方便操作，都可以取手少阳经关冲穴调理。

罗大姐太阳穴附近疼痛，首先考虑手阳明经商阳穴。调理后症状出现变化，转移至外眼角附近，于是取手少阳经关冲穴调理。现在侧头部还有不适感，涉及手、足少阳经，刚才已经取关

47

冲穴调理,这时无需再贴王不留行籽,直接在关冲穴所贴之处继续按压。

头部不适问题,一般可分为四个区域来循经取穴。像罗大姐这样侧头部的不适,取手少阳经关冲穴。如果不适症状在颠顶,也就是头顶部位出现胀痛等症状,这里涉及厥阴经和太阳经,可分别取中冲穴、少泽穴来调理。

我记得有次去理发,理发师傅早上在家擦窗户时,头顶不小心撞在窗框上,鼓起了个包,隐隐有些胀痛。

我取出随身携带的井穴贴,给他在中指手厥阴经中冲穴贴上,然后用拇指按揉一会后,理发师傅说,刚才还有些胀痛感,一下子没了!

如果是后枕部,也就是后脑勺附近出现不适症状,取手太阳经少泽穴。

前额、眉棱骨、鼻根部附近出现不适症状,取手阳明经商阳穴和手太阳经少泽穴。

有朋友近期出现血压高,前额部和侧头部感觉昏昏沉沉,眼皮有点抬不起来。前额部不适取手阳明经商阳穴,侧头部不适取手少阳经关冲穴,我分别在这两个穴位,贴上井穴贴,各按揉20多下后,朋友的不适症状很快缓解。

头部不适,有时很难讲清哪里不适,反正就是觉得头又昏又胀的,怎么办呢?

可以在四个穴位中任取其一处理,然后根据变化后症状所在部位涉及的经脉循行,选取相应井穴,按上述方法继续操作。也可以先取手厥阴经中冲穴调理,《黄帝内经》这样说:"诸风掉眩,皆属于肝",足厥阴肝经的问题,可以取手厥阴心包经井穴调理。

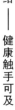

【小贴士】

（一）取穴

1. 前额、眉棱、鼻根部：**商阳穴**、**少泽穴**。

2. 侧头部：**关冲穴**。

3. 后枕部：**少泽穴**。

4. 巅顶部：**中冲穴**、**少泽穴**。

（二）施治

以揿针、井穴贴、王不留行籽、艾条等为工具，按相应使用方法及操作步骤静心施治。

1. 前额、眉棱、鼻根部：症状在一侧或一侧相对严重，在对侧手部取穴施治。症状难以区分左右，左右任选一侧施治。

2. 侧头部：症状在一侧或一侧相对严重，在对侧手部取穴施治。若症状难以区分左右，左右任选一侧施治。

3. 后枕部：症状难以区分左右，左右任选一侧施治。

4. 巅顶部：症状难以区分左右，左右任选一侧施治。

（三）察变

施治时，注意观察和以询问等方式引导患者体察患部症状及身心其他变化。

若症状改善不明显，可适当增加操作时间或频次。

使用揿针或井穴贴、王不留行籽等贴附物，可嘱咐患者在埋针（留置）期间定时按压或按揉，以加强刺激、提高效果。

49

二、眼睛肿胀、干涩、红赤、痛痒、流泪、视物模糊等

戴女士告诉我她这段时间经常出现眼睛干涩、胀痛现象,滴了眼药水也不见好,不知怎么回事。

我看她有些疲惫,便问她:"最近电脑用多了?还是手机看多了?"她有些不好意思地说:"我的职业是要看电脑啊,不过,到了晚上手机用得也挺多。"

我跟她说,身体出现不适,在找医生、找方法的同时,更要去找是不是习惯、作息、饮食、情绪等方面出了问题,就像一条河被污染了,想治理的话,不仅要想办法调水,更要治理污染的源头。

戴女士调皮地说:"那眼下的问题也得解决啊!"

眼睛部位的经脉循行,主要考虑阳明经、厥阴经、少阴经。如果不适症状涉及内外眼角部位,可以考虑少阳经、太阳经。戴女士出现眼睛干涩、胀痛现象,可以取手阳明经商阳穴、手厥阴经中冲穴、手少阴经少冲穴调理。

我在她右侧手阳明经商阳穴、手厥阴经中冲穴贴上井穴贴,各按揉 20 多下后,她说胀痛现象明显减轻,干涩症状也有缓解。

继续在其手少阴经少冲穴上贴上井穴贴,然后按揉 30 多下。她很快开心地说:"干涩症状又减轻了,眼睛看东西也清晰了许多。"

50 多岁的老薛问,最近看东西感觉越来越模糊,是不是年纪大了?

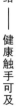

人到了一定岁数，身体状态确实不如以前，很多人会感觉眼睛出现老花。

我在老薛 侧的手阳明经商阳穴、手厥阴经中冲穴、手少阴经少冲穴贴上井穴贴，然后在每个穴位各按揉几下。不 会儿，老薛说道："嘿，还真是！看东西确实比刚才清楚了。"

在给他调理之前，我特地找了墙上一幅字画做参照，调理前后一对比，老薛感受特别明显。

戴女士和老薛的症状不同，导致出现不适的原因也不一致，为何调理时取穴一样呢？

井穴通络根据患者不适症状部位或脏腑所涉及的经络，以一定工具刺激相应井穴来达到疏通经络、调和阴阳的目的。

所以，不管是眼睛疲劳导致眼睛出现肿胀疼痛、视物模糊、干痒干涩等，还是其他疾病或原因导致眼睛出现不适症状，都可采用这个方法循经取穴。

现在很多孩子眼睛近视了，同样可以用这个方法来预防控制和日常保健。

为什么呢？近视的成因多种多样，从中医整体观念和辨证论治的角度来看，多与五脏六腑之精气有关，阳气不足是重要原因。井穴通络通过刺激井穴疏通经络，输灌五脏六腑之精气，有助于促进视力改善和体质增强。

如果一只眼睛不适，在对侧手部取穴；如果两只眼睛都有不适，在任意一侧手部取穴，但不同时在双侧手部取穴。

这是井穴通络的特点之一——交叉施治，也就是说，位于身体左侧的症状，到右侧取穴调理；位于身体右侧的症状，到左侧

51

取穴调理;如果症状在中间或难以区分左右,任取一侧调理。

不适症状如果涉及内外眼角,除了取手阳明经的商阳穴,外眼角部可考虑手少阳经关冲穴、手太阳经少泽穴,内眼角部考虑手太阳经少泽穴。

有一次参加同学聚会,我看见一位老同学时不时用手擦右眼,原来他是外眼角干痒。我顺手掐住他左侧手太阳经少泽穴和手少阴经少冲穴,稍微用力按压了几下。他连声喊"疼",一下把手缩了回去。

按过后,我笑着问他:"眼角还痒吗?"他愣了一下,反应过来后说:"真的不痒了,这用的到底是啥方法?"

我卖了个关子,说:"这是咱们老祖宗留下的好东西!"

【小贴士】

(一)取穴

1. 外眼角部:**关冲穴**、**少泽穴**、**商阳穴**。

2. 内眼角部:**少泽穴**、**商阳穴**。

3. 眼球部:**中冲穴**、**少冲穴**、**商阳穴**。

(二)施治

以揿针、井穴贴、王不留行籽、艾条等为工具,按相应使用方法及操作步骤静心施治。

症状在一侧或一侧相对严重,在对侧手部取穴施治。症状难以区分左右,左右任选一侧施治。

(三)察变

施治时,注意观察和以询问等方式引导患者体察患部症状及身心其他变化。

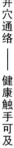

取穴时，不必一次将井穴取齐，可先取一穴先行施治，然后嘱咐患者静心体察症状变化。若施治后症状消失，余穴不用再取。若症状改善不明显，可继取余穴。

若症状改善仍不明显，可适当增加操作时间或频次。

使用揿针或井穴贴、王不留行籽等贴附物，可嘱咐患者在埋针（留置）期间定时按压或按揉，以加强刺激、提高效果。

井穴通络通过一定形式刺激经穴，触及的是人体阴阳的变化，这种变化又表现为症状或身心的其他变化。

三、耳内鸣响、耳部疼痛、肿胀、沉闷及听力下降等

老朱出现耳鸣症状好几年了,夜里睡觉或者环境安静时尤感明显。

耳部经脉循行,考虑少阳经、阳明经、太阳经。肾开窍于耳,还可以考虑少阴经。

我让他先感受一下当下的耳鸣程度和情形,随后在其一侧手少阳经关冲穴贴上井穴贴,按揉 30 多下,然后问他耳鸣症状有没有变化。他侧头倾听了一会说:"好像没啥变化。"

我于是继续在其一侧手阳明经商阳穴、手太阳经少泽穴贴上井穴贴,各按揉 30 多下,之后他还是说耳鸣没有明显变化。

我再取手少阴经少冲穴,一番按揉后,老朱觉得耳鸣症状还是那样,没啥改变。他还问我:"是不是自己的耳鸣时间长了,效果才不怎么好?"

尽管老朱自述耳鸣症状没有变化,但是他原本灰暗的脸色却不暗了,而且开始有了光泽,手掌也微微出现潮湿现象。

井穴通络针对的是耳鸣症状,实际调动了全身气血,老朱自觉耳鸣症状没有明显改变,但身体其他部位已经出现变化。我嘱咐老朱,每过半小时左右,自己按揉一下那几个井穴,一边按揉,一边留意耳鸣症状有没有变化。

连续调理了 3 次,老朱电话告诉我,耳鸣症状有变化了,虽然症状没有完全消失,但是耳鸣程度轻了,还有,这几天精神比以前好了。

井穴通络——健康触手可及

很多人往往把症状缓解或改善作为调理的预期和标准，其实，井穴通络跟其他中医外治方法一样，通过一定形式刺激经穴，触及的是人体阴阳的变化，这种变化又表现为症状或身心的其他变化。

也就是说，通过刺激相关井穴，患者可能出现症状缓解或改善现象；也可能原先的症状本身没有变化，但身心出现了其他变化。当然，也有极少数人可能出现症状短暂加重现象。这些变化，有的是患者自己能够体察，有的是施者更容易发现，这些本质上都是人体阴阳交感与自和的作用表现。

简而言之，判断井穴通络调理是否有效，主要看调理后患者的症状或身心其他方面有没有出现变化。

老朱调理三次后才反馈说耳鸣症状出现改善，其实是他身体经过调理积累到一定程度后的自然反应。

几次之后，老朱基本掌握了方法，我建议他尝试自己给自己调理。老朱问："自己做会有用吗？"我跟他说："这个方法简单、方便、安全，普通人都能学、都能用。"

程先生是我老同学，左耳出现了溃烂、肿痛现象，药也吃了，但不适感还是比较严重。

耳朵溃烂、肿痛，症状在体表，而耳鸣的症状是在体内，虽然两者症状部位有所不同，但涉及的经脉循行相同。依然是取一侧手少阳经关冲穴、手阳明经商阳穴、手太阳经少泽穴，症状在左侧，操作在右侧。

第一次我用的是王不留行籽，每个穴位按揉30多下。程先生说："你在按揉穴位时，我感觉耳朵的症状好像也在跟着变化。"

第二天，程先生回家不久又出现左耳疼痛现象，但是程度比原来

判断井穴通络调理是否有效，主要看调理后患者的症状或身心其他方面有没有出现变化。

轻多了。前后调理了5次，程先生左耳的溃烂、肿痛症状基本没了。

也许有人会问：耳朵溃烂、肿痛到底是什么病啊？其实，井穴通络的下手处是"症"，不是"病"，是针对身体出现的酸麻痒痛肿胀冷热等异常现象进行调理。

身体阴阳出现不平衡时，往往会在局部表现为"症"。井穴通络执简驭繁，以"症"为抓手调和阴阳，通俗一点理解，就是专门调理身体的各种"不舒服"。

【小贴士】

（一）取穴

关冲穴、商阳穴、少泽穴、少冲穴。

（二）施治

以揿针、井穴贴、王不留行籽、艾条等为工具，按相应使用方法及操作步骤静心施治。

症状在一侧或一侧相对严重，在对侧手部取穴施治。症状若难以区分左右，左右任选一侧施治。

（三）察变

施治时，注意观察和引导患者以轻抚耳部等方式体察患部症状变化，同时可以询问等方式引导患者体察身心其他变化。

取穴时，不必一次将井穴取齐，可先取关冲穴施治，然后嘱咐患者静心体察症状变化。若施治后症状消失，余穴不用再取。若症状改善不明显，可继取余穴。

若症状改善仍不明显，可适当增加操作时间或频次。

使用揿针或井穴贴、王不留行籽等贴附物，可嘱咐患者在埋针（留置）期间定时按压或按揉，以加强刺激、提高效果。

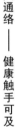

井穴通络——健康触手可及

四、鼻痒、鼻塞、流涕、流鼻血、打喷嚏、嗅觉减退等

和妻子外出旅游，候机时，见她清水鼻涕直流，还有点鼻塞，她估摸着刚才坐车时打盹着凉了。

我取出井穴贴，在其右侧手阳明经商阳穴、手太阳经少泽穴贴上，随后按揉了一会。

妻子说："鼻涕止住了，不过鼻塞还有。"

我随后在其手太阴经少商穴贴上井穴贴，按揉10多下。妻子又说鼻塞现象也减轻了，但是症状还有。

为什么流涕、鼻塞取商阳穴、少泽穴、少商穴这三个穴位呢？因为这个区域涉及阳明经、太阳经、太阴经循行。

现在三个穴位用过了，妻子反馈还有鼻塞现象，那怎么办呢？在刚才已贴的三个井穴，重新再按揉一会。到登机时，妻子已恢复正常。

调理后症状变化如果不够明显，而相关穴位已经取用，可以对所取穴位再次刺激以提高效果。

用揿针、井穴贴、王不留行籽等工具操作时，在埋针或留置期间，要求患者自行按压或按揉穴位，目的也是加强刺激、提高效果。

偶受风寒导致流涕、鼻塞这样处理，那么鼻炎患者出现流涕、鼻塞、打喷嚏等症状，可否这样处理呢？

老王陪她爱人来调理肩膀抬举不利，听说井穴通络调理可以改善鼻炎导致的不适，忍不住也想试试。他的症状主要是鼻

塞现象严重,遇到冷热刺激会连续打喷嚏。

症状在中间,左右手任取一侧,依然是商阳穴、少商穴、少泽穴,在取穴部位简单消毒后贴上揿针,分别点按几下后,我让老王体会鼻塞症状有无变化。

老王难以置信,感叹说:"没想到鼻塞现象这么快就能有改善!"

很多人亲身感受了,才真正理解并相信中医外治方法。但再好的方法也只是外在辅助,自己才是健康的第一责任人。

我跟老王说,鼻炎不适症状要得到根本性改善,生活中一些习惯的改变必不可少,比如注意保暖、不吃生冷等,同时建议他每天坚持泡脚。

泡脚能改善鼻炎症状?老王不信。于是我跟他讲了这么一件身边的事:

我有个老朋友,他的二宝13岁,孩子打小就有鼻炎,这么多年看了好多地方,甚至还动了手术,但是鼻炎症状仍然比较严重,流脓涕,睡觉打呼噜,给生活带来了很多苦恼。治了那么多年,孩子可能自己也失去了信心,对别人介绍的很多方法都不再感兴趣,甚至还有抵触。

了解到孩子长期喜欢喝冰牛奶、吃冷饮等习惯后,我跟这个朋友说,让他把这些不良的饮食习惯改了,然后每天坚持泡脚,还有穿袜子睡觉。

朋友问,泡脚的时候要不要放些中草药?我说正常温水就可以。

他又问,泡多长时间呢?那时正好是冬天,我跟他说,泡到汗将出未出即可,如果是春夏季节,可以适当出一些汗。每个人的身体状态不一样,泡脚也因人而异、因时而异。

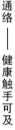

井穴通络——健康触手可及

父子俩从此一起开始泡脚。朋友后来告诉我,刚开始泡脚时,自己要泡40多分钟后身体才会热,孩子身体出现发热的时间比他更长。这样坚持泡着泡着,现在他们只要泡10多分钟身上就发热了。

变化最大的是他孩子,坚持泡脚1个多月后,原来比较严重的鼻炎症状缓解了。差不多4个月的时候,朋友跟我说,困扰那么多年的鼻炎,现在很少发作,基本没有症状了。

另外还有一个意外的收获,每天泡脚已经成为这父子俩的"功课",不仅身体素质改善了,父子关系也更亲密了!

【小贴士】

（一）取穴

商阳穴、少商穴、少泽穴、中冲穴。

（二）施治

以揿针、井穴贴、王不留行籽、艾条等为工具,按相应使用方法及操作步骤静心施治。

症状难以区分左右,左右任选一侧施治。

（三）察变

施治时,注意观察和引导患者以轻微吸鼻等方式体察患部症状变化,同时可以询问等方式引导患者体察身心其他变化。

取穴时,不必一次将井穴取齐,可先取商阳穴施治,然后嘱咐患者静心体察症状变化。若施治后症状消失,余穴不用再取。若症状改善不明显,可继取余穴。

若症状改善仍不明显,可适当增加操作时间或频次。

使用揿针或井穴贴、王不留行籽等贴附物,可嘱咐患者在埋针(留置)期间定时按压或按揉,以加强刺激、提高效果。

五、牙齿疼痛、牙龈红肿或出血、牙齿浮动等

雷女士经常出现牙齿疼痛、酸浮以及牙龈肿胀等症状,后来退休了,不像在岗时那么紧张忙碌,这些症状出现的频次也少了些。

后来女儿生了孩子,雷女士既要顾好家里的一摊子事,又要帮着看护孩子,一段时间下来,把自己给累倒了,牙齿疼痛、牙龈肿胀症状又开始了。

雷女士牙齿不适部位在右侧,脸颊已经轻微浮肿。

牙齿部位涉及的经脉循行,主要考虑阳明经、太阳经、少阳经、厥阴经、少阴经。

不适症状涉及多条经脉循行,循经取穴一般先取其一。取穴调理以后,如果症状明显缓解乃至消失,余穴可不用再取;如果症状变化不明显,可以继取余穴。

牙齿部位涉及五个井穴,先取哪个穴位呢?

上、下牙齿的经脉循行分别是足阳明经、手阳明经,根据所涉经脉循行的主次关系,可以先取手阳明经商阳穴。牙齿不适在右侧,取左侧手部商阳穴,贴上井穴贴,按揉30多下。我让雷女士轻叩牙齿,看看牙痛症状有没有变化? 雷女士试着叩了几下牙齿,肯定地说:"牙齿疼痛减轻了。"

随后再取手太阳经少泽穴、手少阳经关冲穴,按揉一会后,嘱咐她继续感受症状变化。

雷女士说,疼痛感基本没有了,牙龈肿胀的区域好像也变小了,但牙齿酸浮现象更明显了。

接着取手少阴经少冲穴,按揉一会。这时雷女士说牙齿酸

井穴通络——健康触手可及

浮的现象也好转了。

然后取手厥阴经中冲穴，按揉一会。雷女士说牙龈肿胀感没有了，其他不适症状也基本恢复正常。

我注意到雷女士的脸色逐渐好转，身体状态放松很多，不像来的时候那样紧了。

每次取穴按揉的同时，我都在引导她及时感受不适部位的症状变化，这就是井穴通络的第三个步骤——体察变化。

为什么强调体察变化呢？《针灸学》讲"针灸治疗原则"时，明确指出治神守气是充分调动医者、患者双方积极性的关键措施，可以更好地发挥针灸疗法的作用，提高治疗效果。

体察变化的要领是引导对方去静心体会和观察患部症状以及身心的其他变化，这其实是"治神守气"原则的灵活应用，通过医者意守神气、患者意守感传，让治神贯穿井穴通络调理全过程。

比如，给雷女士贴上井穴贴并适当按揉后，随即嘱其轻叩牙齿，这是引导患者去观察患部症状变化。

雷女士调理后出现脸色转好、身体放松等形态变化，这是她身心发生其他变化的外在表现。

过了两天，雷女士的牙齿疼痛、牙龈肿胀这些症状又出现了。为什么呢？因为回家以后还得继续忙碌啊。所以说，外来方法只是助缘，改变自己才是身心"良药"。如何办呢？在继续调理的同时，应该注意劳逸结合、自我调养，这样双管齐下，才能持续保持正常的身心状态。

何先生是医生，工作十分努力，也非常辛苦，经常加班加点，但医生也是正常人啊，再好的身体也有极限，他左颊出现牙齿疼

调理后症状变化如果不够明显，而相关穴位已经取用，可以对所取穴位再次刺激，以提高效果。

61

痛、牙龈肿胀现象,吃了消炎药,症状还是比较严重。

我在其右手取手阳明经商阳穴、手厥阴经中冲穴、手少阴经少冲穴,贴上揿针,分别点按几下,何先生立刻感觉肿胀疼痛感明显消退了。何先生开玩笑地说,这是典型的"中西医"结合啊!

牙齿部位不适,包括牙龈红肿、出血等症状,按这个思路和方法来调理,往往会有较好的预期。

至于具体是何原因导致的不适,作为普通人的养生保健,不妨换个简单的思路,不究其根,就像《黄帝内经》说的那样:"无问其病,以平为期"。

耿女士也是牙痛,到了半夜实在难受,去医院挂了急诊。医生把左侧牙齿挨个检查了一遍,没有明显牙病,推测是智齿出了问题,于是建议她把智齿拔掉。

耿女士心想,这智齿长在口腔深后面,而牙齿疼痛部位是在口唇附近,拔智齿不合常理啊! 回家跟先生商量后决定先试试中医调理方法。

我在其右侧手阳明经商阳穴、手太阳经少泽穴、手少阴经少冲穴贴上揿针,点按一会。耿女士的牙痛症状明显减轻,不适部位缩小到嘴角牙龈区域。

第二天,她发我微信告诉说牙齿可以正常吃东西了。我建议她自己继续按揉那几个井穴,同时注意休息,防止症状出现反复。

耿女士这段时间连续加班,人太累了。身体调平衡了,症状自然也消失了。

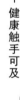

【小贴士】

（一）取穴

商阳穴、少泽穴、关冲穴、中冲穴、少冲穴。

（二）施治

以揿针、井穴贴、王不留行籽、艾条等为工具，按相应使用方法及操作步骤静心施治。

症状在一侧或一侧相对严重，在对侧手部取穴施治。症状难以区分左右，左右任选一侧施治。

（三）察变

施治时，注意观察和引导患者以轻轻叩齿、咬牙等方式体察患部症状变化，同时可以询问等方式引导患者体察身心其他变化。

取穴时，不必一次将井穴取齐，可先取商阳穴施治，然后嘱咐患者静心体察症状变化。若施治后症状消失，余穴不用再取。若症状改善不明显，可继取余穴。

若症状改善仍不明显，可适当增加操作时间或频次。

使用揿针或井穴贴、王不留行籽等贴附物，可嘱咐患者在埋针（留置）期间定时按压或按揉，以加强刺激、提高效果。

体察变化的要领是引导对方去静心体会和观察患部症状以及身心的其他变化。

六、唇、舌、颊、上颚等部位溃疡、肿痛等

朋友儿家小聚，胡女士见到我就说："快来帮帮忙，口腔溃疡痛好几天，这饭也没法好好吃了。"

我问她："溃疡部位在哪？"她说："舌尖、舌下都有，两三个呢。"

口腔溃疡导致的不适，唇、舌、颊、上颚等部位均有可能出现，每个部位的经脉循行有所不同。

溃疡不适在舌体、舌下，经脉循行考虑少阴经、太阴经；溃疡不适在唇、颊、上颚等部位，经脉循行考虑阳明经、厥阴经。

胡女士的溃疡不适在舌体部位，症状在中间，难以区分左右，任取一侧手部，在手少阴经少冲穴、手太阴经少商穴分别贴上揿针，稍稍点按几下，然后嘱咐胡女士体会患部变化。

胡女士反馈道："这方法还真牛，现在感觉那溃疡毛乎乎的，没刚才那么痛了。"

其实不是这个方法"牛"，而是咱们老祖宗的智慧"牛"！这些好东西，经典里头写得清楚着呢！《黄帝内经》讲经脉循行，明确指出足少阴肾经"循喉咙，夹舌本"，足太阴脾经"夹咽，连舌本，散舌下"，调理舌部的不适症状，直接"抄作业"就行。如果用井穴通络方法调理，取这两条经脉的井穴少冲穴、少商穴。

黄女士身体比较弱，稍微吃点容易上火的东西，就会犯口腔溃疡，常常十天半个月都不容易好。这次又发作了，溃疡不适部位主要在两颊，舌下及口唇也有，但症状相对轻一些。

两颊经脉循行是厥阴经、阳明经，这个部位的症状严重，可将此作为主症循经取穴，然后根据症状变化随应而动。

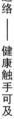

井穴通络——健康触手可及

两颊症状相似，难以区分左右，任取一侧手部。我在其手厥阴经中冲穴、手阳明经商阳穴贴上井穴贴，按揉一会，再让黄女士轻舔溃疡患处，看看症状有何变化。

黄女士说，好像有个东西"嗖"地掉下去了，疼痛一下就减轻了。

我问黄女士还有哪里不舒服，她说头部两侧以及前额有些胀痛，胃里也不舒服。我继续按揉，然后问她："这些不舒服症状还有吗？"黄女士仔细体会了一下，说："你不问的话我还没在意，刚才胃有些难受，现在好了。"

"经脉所过，主治所及"，前额和胃部，经脉循行涉及阳明经，刚才调理口腔溃疡，取手阳明经商阳穴，前额和胃部区域也同时得到了调理。

井穴通络遵循中医整体观、系统论，在辨证论治原则指导下，以经络系统为载体，作用的是"人"这个整体，而不仅仅是解决局部的问题。

"头上还有什么不舒服吗？"我问她。黄女士说："前额胀痛好些了，两侧还有些感觉头昏。"

头部两侧不适，经脉循行是少阳经，在关冲穴贴上井穴贴，按揉一会后，这些症状很快也缓解了。

【小贴士】

（一）取穴

1. 舌体部：**少商穴**、**少冲穴**、**商阳穴**。

2. 唇、颊、上颚部：**商阳穴**、**中冲穴**。

（二）施治

以揿针、井穴贴、王不留行籽、艾条等为工具，按相应使用方

井穴通络遵循中医整体观、系统论，作用的是「人」这个整体，而不仅仅是解决局部的问题。

法及操作步骤静心施治。

症状在一侧或一侧相对严重,在对侧手部取穴施治。症状难以区分左右,左右任选一侧施治。

(三)察变

施治时,注意观察和引导患者以轻舔患部等方式体察症状变化,同时可以询问等方式引导患者体察身心其他变化。

取穴时,不必一次将井穴取齐,可任取一穴施治,然后嘱咐患者静心体察症状变化。若施治后症状消失,余穴不用再取。若症状改善不明显,可继取余穴。

若症状改善仍不明显,可适当增加操作时间或频次。

使用揿针或井穴贴、王不留行籽等贴附物,可嘱咐患者在埋针(留置)期间定时按压或按揉,以加强刺激、提高效果。

七、咽喉肿痛、吞咽不适、咽痒咽干等

张先生说，自从新冠"阳"过以后，咽喉部一直有异物感，医院检查又没检出有啥异常，他问我是否有办法调理。

身体出现不适，到医院检查没有发现异常，可能是这个问题还没有达到某个特定标准的临界点。

咽喉部位的经脉循行，主要考虑阳明经、太阴经、少阴经、太阳经、厥阴经。咽喉部位与手太阴经密切相关，故先取手太阴经少商穴调理。

咽喉不适难以区分左右，任选一侧，在其左手少商穴贴上王不留行籽，按揉一会儿，嘱其做吞咽动作体会患部变化。

张先生很细心，认真做了几次吞咽动作，还是有点迟疑，不能确认症状是否有变化。我提醒说："实事求是地说一下感受就行，不要刻意去追求结果。"他告诉我："变化好像不明显。"

我又在其手阳明经商阳穴贴上王不留行籽，按揉 20 多下，继续嘱其做吞咽动作。他反馈说："症状开始变轻了。"

继续在其手少阴经少冲穴贴上王不留行籽，然后按揉了 10 多下。张先生抬起头说："异物感没了。"

症状消失，余穴不用再取。我建议他定时按压王不留行籽以加强刺激，提高效果。以后如果再出现那些症状，自己也可以按揉这几个穴位来缓解。

身体的不适症状，很多可以自己动手来调理，井穴通络将穴位应用精简到手部 6 个，极大地提高了自我调理的方便性、安全性、实用性。

沙女士也是咽喉不适,整个喉咙区域干痒、疼痛。

咽喉部不适,依然先取一侧手太阴经少商穴,按揉一会后,嘱咐她做吞咽动作体会症状变化。

沙女士指指喉部,告诉我:"中间症状变轻了,两边症状变明显了。"

症状出现变化,而且不适部位更加清晰,循经取穴也更为明确。咽喉部两侧的经脉循行可以考虑阳明经、少阴经,分别取手阳明经商阳穴、手少阴经少冲穴。

在这两个穴位贴上井穴贴,分别按揉10多下。沙女士说症状跑到喉咙后面去了。喉咙后面可以考虑厥阴经循行,取手厥阴经中冲穴。这样一番操作下来,跟着症状跑了一圈,沙女士咽喉不适感大大缓解。

取某个井穴操作以后,症状出现游移现象,可以理解为"邪气"在寻找出路。井穴通络根据症状部位所涉及或脏腑所联系的经脉取用井穴,始终以不变应万变。

调理身体其他部位不适,如果出现类似的症状游移现象,可参照这个方法处理。

【小贴士】

(一)取穴

少商穴、商阳穴、少冲穴、少泽穴、中冲穴。

(二)施治

以撤针、井穴贴、王不留行籽、艾条等为工具,按相应使用方法及操作步骤静心施治。

症状难以区分左右,左右任选一侧施治。

（三）察变

施治时，注意观察和引导患者以做吞咽动作等方式体察症状变化，同时可以询问等方式引导患者体察身心其他变化。

取穴时，不必一次将井穴取齐，可先取少商穴施治，然后嘱咐患者静心体察症状变化。若施治后症状消失，余穴不用再取。若症状改善不明显，可继取余穴。

若症状改善仍不明显，可适当增加操作时间或频次。

使用揿针或井穴贴、王不留行籽等贴附物，可嘱咐患者在埋针(留置)期间定时按压或按揉，以加强刺激、提高效果。

井穴通络将穴位应用精简到手部6个，极大地提高了自我调理的方便性、安全性、实用性。

八、颈项强痛、颈部活动受限等

顾先生喜欢体育锻炼,身体一直不错,但这半年生意很忙,每天埋头画图纸、搞设计,一天恨不得掰成两天用,最近觉得脖子后面又僵又硬,脑袋还晕乎乎的。

顾先生很紧张,不知道生了什么病,到医院去做了很多检查,又是拍片,又是核磁共振,可最后医生说"没什么问题"。但这些不舒服的症状在那里,顾先生仍然很担心。

顾先生的症状主要在右侧,我在他左侧手太阳经少泽穴、手阳明经商阳穴贴上井穴贴,分别按揉了 20 多下,然后让顾先生轻轻转动脖子,看看症状有何变化。

顾先生小心翼翼地来回转动了几下,说:"我不会是有错觉吧?"我问他怎么啦? 他说刚刚好像有股热量从腰部那里升起来。

我问:"脖子还那么难受吗?"他摸了摸项后说:"好像松了,没那么紧了。"我嘱其轻微闭眼,继续做几次自然深呼吸动作。

顾先生一连说了几个"好像",我以为他不怎么相信中医手法。其实不是,顾先生解释说只是没想到变化这么快、效果这么好。我忍不住跟他说,中医不是"慢郎中",很多中医外治方法都有立竿见影的效果。

项后部位的经脉循行考虑太阳经、阳明经,这个地方出现"堵塞",取少泽穴、商阳穴调理。

过了差不多 10 分钟,顾先生说项后僵硬的地方软了,肩颈区域松解了,头晕乎乎的感觉也没了。

井穴通络——健康触手可及

颈项部位的不适，在判断所涉经脉循行时，一般可以分两个区域，不适症状位于项后部位，可以考虑太阳经、阳明经。如果不适症状部位在颈肩部位，经脉循行考虑阳明经、少阳经。

刘先生落枕，早歪着脖子过来我这里调理。他的不适症状在左侧颈肩处，这里考虑手阳明经商阳穴、手少阳经关冲穴，在对侧手部用井穴贴贴上，按揉几十下，患处症状逐渐缓解。我叮嘱他每隔半小时按揉这两个穴位，一边按揉，一边轻缓活动颈肩不适部位，体会症状变化。

第二天，刘先生自感还有些不适，仍然取这两个井穴调理，症状很快消除了。

有些症状可能无法明确分辨出在项后还是颈肩部位，遇到这样的情形，可以引导患者做缓慢低头、抬头以及左右转头动作，哪个部位出现症状，就根据这个症状所涉及的经脉循行，取相应的井穴调理。

比如，做低头动作时，项后部位出现疼痛等不适，即取手太阳经、手阳明经井穴。

再比如，做左右转头动作时，哪一侧颈肩部出现不适，即取对侧手阳明经、手少阳经井穴调理。

如果两侧均有症状，一侧症状相对严重，以严重一侧为主症在对侧手部井穴调理。如果两侧症状差不多，任取一侧手部井穴调理。

【小贴士】

（一）取穴

1. 项背部：**少泽穴**、**商阳穴**。

2. 颈肩部：**关冲穴**、**商阳穴**。

（二）施治

以揿针、井穴贴、王不留行籽、艾条等为工具，按相应使用方法及操作步骤静心施治。

症状在一侧或一侧相对严重，在对侧手部取穴施治。症状难以区分左右，左右任选一侧施治。

（三）察变

施治时，注意观察和引导患者以缓慢活动颈项等方式体察症状变化，同时可以询问等方式引导患者体察身心其他变化。

若症状改善不明显，可适当增加操作时间或频次。

若使用揿针或井穴贴、王不留行籽等贴附物，可嘱咐患者在埋针(留置)期间定时按压或按揉，以加强刺激、提高效果。

九、心中悸动、胸闷气短、胸痛等

程女士这几年经常有胸闷气短现象，老感觉透不过气来。

程女士在一个企业负责产品销售工作，这几年市场形势不好，工作压力特别大，成天提心吊胆，精神长期处于高度紧张状态。

和程女士交流一番后，我心里十分感慨，虽然现代人努力追求健康，但很多人往往忽略了工作压力以及情绪等对人体健康的影响。

胸部的经脉循行，主要考虑厥阴经、太阴经、少阴经、太阳经、少阳经。

常言道，"心胸内关谋"，内关是手厥阴经的一个穴位，用井穴通络调理胸部区域不适，可以从手厥阴经中冲穴入手。

胸闷气短难以分左右，任取一侧，在其右手中冲穴贴上揿针，略微点按几下，然后又在少阴经少冲穴、太阴经少商穴贴上揿针，嘱其自然深呼吸数次。

程女士长长地吁了一口，接着连续做了好几次深呼吸。随后她说，胸口开了，感觉像外面的马路一样通了，三四年都没这样舒舒服服呼吸了。说到动情处，她的眼睛忍不住红了。

方女士也是胸闷气短，爬不到一个楼层就会气喘。方女士这个症状倒不是压力或情绪等导致，据她说是 2022 年底新冠"阳"了以后就一直这样。

病因不同，症状表现相同，依然根据所涉及的经脉循行取用相应井穴。

73

几次调理后,方女士不仅解决了胸闷气短症状,失眠、便秘等其他症状也得到不同程度的改善。

心中悸动、胸痛等不适也可以用这个方法缓解症状。

马先生骑电动车摔了个跟斗,脸上擦破了一大块,幸好骨头没有伤到。不知道是不是因为受了惊吓,出现了心慌、心悸现象,还隐隐有胸痛迹象,到医院检查没有发现明显异常,但他脸色偏白,看上去有些心神不定。

心中悸动、胸痛,部位在胸口,分别在其右侧手厥阴经中冲穴、手少阴经少冲穴以及手太阳经少泽穴贴上揿针,然后嘱其自然深呼吸。

几分钟后,马先生的脸色变得红润起来,并且渐渐出现了光泽。他说:"一颗心好像落地了,胸口本来空落落的,现在感觉踏实了。"

不仅是胸闷气短、心中悸动这些症状可以这样处理,像潮汗、丘疹等不适症状,也都可以根据症状所涉及的经脉,取相应井穴调理。

姚女士乳房肿瘤,术后潮热现象比较严重,汗出部位主要在前胸和后背。

从体表经脉循行来看,前胸涉及少阴经、阳明经、太阴经,后背涉及太阳经。经过数次调理,她的潮汗症状得到了较好改善。

如果出现乳房肿块、红肿、胀痛等症状,是不是同样可以用这个方法来调理呢?乳房周围的经脉循行涉及阳明经、厥阴经、少阴经、太阴经,依然可以取相关井穴调理。

50多岁的何女士左边乳房的外侧触摸有胀痛感,这个地方的经脉循行考虑太阴经、厥阴经,在右侧手部取井穴少商穴、中冲穴,贴上井穴贴,按揉一会后,胀痛感不久就缓解了。

【小贴士】

（一）取穴

中冲穴、少商穴、少冲穴、少泽穴、关冲穴。

（二）施治

以揿针、井穴贴、王不留行籽、艾条等为工具，按相应使用方法及操作步骤静心施治。

症状在一侧或一侧相对严重，在对侧手部取穴施治。症状难以区分左右，左右任选一侧施治。

（三）察变

施治时，注意观察和引导患者体察患部症状变化，也可嘱其自然、缓慢深呼吸数次，同时以询问等方式引导患者体察身心其他变化。

取穴时，不必一次将井穴取齐，可先取中冲穴施治，然后嘱咐患者静心体察症状变化。若施治后症状消失，余穴不用再取。若症状改善不明显，可继取余穴。

若症状改善仍不明显，可适当增加操作时间或频次。

使用揿针或井穴贴、王不留行籽等贴附物，可嘱咐患者在埋针（留置）期间定时按压或按揉，以加强刺激、提高效果。

不同的人身体状况不一样，身体的恢复也因人而异。

75

十、咳嗽、咳痰、咳吐不爽、呼吸气促困难等

咳嗽与胸闷气短、心中悸动等症状涉及的经脉循行大致相同，调理时可先取手太阴经少商穴。

曹先生偶受风寒，出现咳嗽症状，同时伴有鼻塞、头昏、无力等现象。

取其一侧手太阴经少商穴、手厥阴经中冲穴，贴上揿针，略做点按，然后嘱其自然深呼吸数次。

过了一会，曹先生反馈咳嗽症状减轻了，之前控制不住老想咳，现在好多了。他还发现额头、手心在轻微出汗，背上也热了起来。

继续取阳明经商阳穴、少阴经少冲穴，贴上揿针，分别点按几下。曹先生对调理比较敏感，他说："不怎么咳了，还感觉一股气沉到小腹，呼吸也深了。"

我问他胸口还有什么不适症状，他说："胸口症状基本缓解了，感到喉咙附近很痒，好像咳嗽的点位上移了。"

咽喉部的经脉循行也是阳明经、少阴经、太阴经、厥阴经等，这些穴位已经贴上揿针，怎么办呢？我在这些所取的井穴部位继续点按刚才贴上的揿针，曹先生的咽喉部不适症状很快缓解了。

为什么刚才调理胸口咳嗽不适的井穴，同时还能调理咽喉部的不适呢？

打个比方来说，打靶时靶子可以移动或调整，但是打靶用的枪不一定更换。调理咽喉部不适，仍然使用这几个井穴，相当于还是用这把枪来打靶，但是靶心由胸口部不适调整为咽喉部不适。

我又问曹先生其他症状是否有变化，他告诉我除了头两侧

还有些晕乎乎的，其他不适缓解了。头部两侧是少阳经循行，在关冲穴贴上揿针，头晕不适现象也随之得到改善。我建议他晚上回家泡个脚，早点睡觉，第二天醒来可能就恢复正常了。

是不是咳嗽症状调理都这么快呢？不同的人身体状况不一样，身体的恢复也因人而异。

一个朋友去南方过春节，顺便在那住了两个多月，回来的路上着了凉，加上又吃了一些寒凉的食物，本就虚弱的他竟然在高铁上晕了过去。

好不容易撑着回到家里，很快就出现了持续发热和剧烈咳嗽，用他自己的话讲是"翻江倒海"，咳到无法入眠，严重时还出现呕吐现象。

井穴通络法也用，可短暂缓解症状，但之后"疯狂"的咳嗽又会卷土重来。朋友后来又经多方求医，中医的、西医的方法，甚至民间一些秘方都用上了，差不多近两个月才基本恢复。

不管采用什么方法，从本质上讲都是帮助人体恢复"自愈力"，人的正气才是根本，所谓"正气存内，邪不可干"。

还有些咳嗽、咳痰是与生活中的一些习惯很有关系。

徐先生抽烟很多年了，平时有咽痒、咳痰现象，我帮他调理了几次，当时有改善，过几天又反弹，调着调着他就没了信心。我跟他说："兄弟啊，这个烟不戒，再好的办法也只能帮你一时。"

戴女士每到春秋换季时就会咳嗽一段时间，每次大概持续一个多月。我了解了她的生活习惯后，给了她一个建议：平时注意保暖，少食寒凉，尽量穿长裤，坚持穿袜子，最好睡觉也能穿上宽松袜子。两年多时间过去了，之前每年换季就咳嗽，后来再也没发生。

不管采用什么方法，从本质上讲都是帮助人体恢复"自愈力"，人的正气才是根本，所谓"正气存内，邪不可干"。

（一）取穴

少商穴、中冲穴、商阳穴、少冲穴。

（二）施治

以揿针、井穴贴、王不留行籽、艾条等为工具，按相应使用方法及操作步骤静心施治。

症状难以区分左右，左右任选一侧施治。

（三）察变

施治时，注意观察和引导患者体察患部症状变化，也可嘱其自然、缓慢深呼吸数次，同时以询问等方式引导患者体察身心其他变化。

取穴时，不必一次将井穴取齐，可先取少商穴、中冲穴施治，然后嘱咐患者静心体察症状变化。若施治后症状消失，余穴不用再取。若症状改善不明显，可继取余穴。

若症状改善仍不明显，可适当增加操作时间或频次。

使用揿针或井穴贴、王不留行籽等贴附物，可嘱咐患者在埋针（留置）期间定时按压或按揉，以加强刺激、提高效果。

十一、胃脘胀满、疼痛，呕吐、呃逆等

王女士来调理腰痛，陪同前来的闺蜜沈女士一直在屋里走来走去。王女士忍不住问她："你今天是不是有啥事啊？"沈女士回她："哪里有事啊？是刚才吃撑了，胃里堵得难受。"

我跟她说："来，帮你处理一下。"沈女士很惊讶，这也能调理？

我在她一侧手阳明经商阳穴、手太阴经少商穴贴上王不留行籽，稍稍按揉一番，同时让她自然深呼吸数次。没几分钟，沈女士就说："胃里松了，不难受了。只是为什么这能调理啊？"我笑着说："胃不舒服就是症，有症就可以调理。"

跟胃部有关的经脉循行，主要考虑阳明经、太阴经、厥阴经、太阳经、少阴经。吃撑了难受，不适部位在胃部，可以取手阳明经商阳穴、手太阴经少商穴调理。

陆阿姨也是胃部不适，她说这是老毛病了，年轻时得过胃溃疡，还差点动手术，这几年注意保养了，但还是经常胃痛胃胀。

我问她现在有哪些不舒服的表现，她停了一下，说："现在哪，吃了冷的会难受、多吃了感觉不消化、不吃又觉得饿……"我打断她，问道："就你说话这当口，胃部有什么不舒服吗？"陆阿姨这次听明白了，凝神感受了一下说："现在胃有点胀，别的还好。"

陆阿姨一直在描述记忆中的症状，但这些是过去的身体现象，不是现在的真实状态。询问症状表现的目的，不仅是及时了解患者的问题所在，从而找到下手的路径，其实也是引导患者回归并感知当下的真实状态。

询问症状表现的目的，不仅是及时了解患者的问题所在，其实也是引导患者回归并感知当下的真实状态。

79

人体像地球一样,一刻不停地在运动变化,千方百计维护着自身的整体平衡。井穴通络调理的介入,相当于加入一个"变量",帮助人体在当下更好地维护整体、动态、相对的平衡。

至于具体的调理方法,还是一以贯之。症状在身体中间,任取一侧穴位,在手阳明经商阳穴、手厥阴经中冲穴贴上井穴贴,按揉10多下,同时嘱其自然深呼吸数次。陆阿姨很快说胃里舒服多了。

陆阿姨自述胃舒服多了,但她呼吸还是比较浅,随后我又在其手太阴经少商穴、手少阴经少冲穴贴上井穴贴,按揉一会,再让她体会身体有什么变化。陆阿姨说胸口好像也顺多了,只是她有个疑问:"以前胸口感觉没啥异常啊?"想来,陆阿姨胸口不适时间应该比较长了,她已经适应那种非正常的状态。

祝女士胃不舒服一周多时间了,之前是半夜难受,现在白天也堵得慌。问她有没有其他症状,她说最近还容易出汗,说话的时刻也在出汗呢!

我在她一侧手厥阴经中冲穴贴上井穴贴,按揉一会后,嘱其自然深呼吸几次,然后又在手阳明经商阳穴、手少阴经少冲穴贴上井穴贴并继续按揉。

很快,祝女士脸色转了过来,并说胃里不堵了。

我看她肩膀内侧还有些紧,又在手太阴经少商穴上贴上井穴贴。她突然松了一口气,说:"真舒服,整个身体好像都松了。"我又问她现在还出汗吗?她有些惊奇,说道:"奇怪,不出汗了!"

【小贴士】

（一）取穴

商阳穴、少商穴、中冲穴、少泽穴、少冲穴。

（二）施治

以揿针、井穴贴、王不留行籽、艾条等为工具，按相应使用方法及操作步骤静心施治。

症状难以区分左右，左右任选一侧施治。

（三）察变

施治时，注意观察和引导患者体察患部症状变化，也可嘱其自然、缓慢深呼吸数次，同时以询问等方式引导患者体察身心其他变化。

取穴时，不必一次将井穴取齐，可先取商阳穴施治，然后嘱咐患者静心体察症状变化。若施治后症状消失，余穴不用再取。若症状改善不明显，可继取余穴。

若症状改善仍不明显，可适当增加操作时间或频次。

使用揿针或井穴贴、王不留行籽等贴附物，可嘱咐患者在埋针（留置）期间定时按压或按揉，以加强刺激、提高效果。

井穴通络调理的介入，相当于加入一个『变量』，帮助人体在当下更好地维护整体、动态、相对的平衡。

81

十二、胁肋部胀痛、刺痛、隐痛、灼热等

胁肋部的经脉循行，主要是厥阴经、少阳经，遇有胁肋部胀满等不适，可在对侧手部取中冲穴、关冲穴调理。

老龚患有胆囊息肉，油腻东西吃多了，右上腹部常会出现胀满现象。我教他说如果出现这胀满症状，可掐压左手中指指尖（中冲穴）以及无名指外侧指甲根角侧上方0.1寸处（关冲穴）。

后来遇上他，老龚跟我说："这招还真有用，有时不吃药，症状也会很快缓解。"

如果这个区域出现一些相对严重的症状，是否可以用这个方法调理呢？

朱女士一拐一拐地推门进来，眼里含着泪。原来她染上带状疱疹5天了，去医院配了药也打了针，疼痛还是比较严重。听医生说今后可能还有后遗症，她心里更加担忧。

我问她："你怎么不早点来调理呢？"朱女士回我："哪知道带状疱疹也可以用这个方法调理啊？还是经朋友提醒了才想起来的。"

朱女士疼痛的部位，主要在左侧腋下胁肋部，胸前乳房部位和背上也有症状，但没那么严重。

主症在腋下胁肋部，考虑厥阴经、少阳经，在其右侧关冲穴、中冲穴贴上揿针，点按几下后，让她轻轻触摸患部，看看症状有无变化。

朱女士惊讶地说："疼痛马上减轻了，刚才这里可是疼得一点也碰不得啊！"

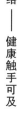

井穴通络——健康触手可及

"不过，这里还痛。"朱女士手指的地方，是在腋前太阴经循行之处。我在其少商穴贴上揿针，略微点按后，继续嘱其感受变化。

她说疼痛轻了，至少患处按上去可以忍受了。这几天因为带状疱疹感染后胁肋部太痛了，她走路时不小心踏空了，脚也崴伤了。

朱女士崴伤部位在左脚踝及脚背少阳经循行之处，手少阳经关冲穴刚才已取，我便再次点按了几下所贴的揿针。朱女士感觉疼痛好像跑到脚底下去了，足底则考虑少阴经，随即在少冲穴贴上揿针。她又说脚背上的症状更明显了，她说的脚背那地方涉及阳明经，我接着又在商阳穴贴上揿针。

调理过后，朱女士走了一圈，高兴地说："明显的痛感没了，身上热了，人感觉舒服了。"

我让她再触摸一下先前带状疱疹的疼痛区域，朱女士仔细地摸了一阵，说除了背上还有些疼痛，其他地方虽然还有点不舒服，但是可以忍受了。

背上的位置考虑太阳经循行，在少泽穴贴上揿针，点按几下后，不适感很快也缓解了。

这样调理了两次后，朱女士好几天都没有出现，我反倒有些牵挂她的情况，不知道她到底怎样了。她微信告诉我说局部还有些酸痛感，不碍事了，应该很快就能好。我关照她最好还是连续调理几次，因为按照以往的经验，带状疱疹的不适症状消失没那么快。她自信地说："没事没事，问题不大。"

刚过去一周不到，朱女士斜着肩膀又来了。原来带状疱疹导致的不适区域正常了，但是左胳膊的前外侧、前侧以及内侧出现了较为严重的疼痛症状。

这些区域涉及少阳经、阳明经、太阴经、厥阴经循行,我在相应井穴位置贴上揿针并适当点按,朱女士的不适症状才得到缓解。她说:"后悔没听你的建议,又在家疼得折腾了几天。"

不适症状的即时改善,不等于身体平衡已经恢复,任何时候都要遵循客观规律,事物的发展是螺旋式上升的。

之后连续调理了四五次,朱女士带状疱疹的不适症状没再出现。

【小贴士】

(一)取穴

中冲穴、关冲穴。

(二)施治

以揿针、井穴贴、王不留行籽、艾条等为工具,按相应使用方法及操作步骤静心施治。

症状在一侧或一侧相对严重,在对侧手部取穴施治。

(三)察变

施治时,注意观察和引导患者体察患部症状变化,也可嘱其自然、缓慢深呼吸数次,同时以询问等方式引导患者体察身心其他变化。

若症状改善不明显,可适当增加操作时间或频次。

使用揿针或井穴贴、王不留行籽等贴附物,可嘱咐患者在埋针(留置)期间定时按压或按揉,以加强刺激、提高效果。

井穴通络——健康触手可及

十三、腹满胀痛、泄泻、大便干结或排便不畅等

郑阿姨便秘10多年了,中药西药吃了不少,便秘症状时好时坏,现在仍然三天左右才勉强大便一次。

郑阿姨瘦瘦的,脸色看上去有些灰暗,皮肤也不太好。一天不解大便,就会觉得肚子里胀鼓鼓的,症状常年如此,实在是太不容易了。

便秘所涉及的经脉循行主要考虑阳明经、太阴经、厥阴经、太阳经、少阴经。

这么多经脉的井穴,具体先从哪个入手呢? 除了根据症状部位所涉及或脏腑所联系的经脉确定井穴,还可以联系身体其他症状涉及的经脉来确定井穴。

我问郑阿姨:"身体其他地方还有哪里不舒服吗?"她回我:"别的倒也没啥,就是经常有点胸闷。"

胸闷症状,可以考虑厥阴经,便秘症状也涉及厥阴经。把这两方面联系起来,手厥阴经中冲穴可以作为入手调理的井穴。

我在郑阿姨右手中冲穴贴上井穴贴,一边按揉,一边让郑阿姨轻微闭眼,自然深呼吸数次。

然后又在其手阳明经商阳穴、手太阳经少泽穴贴上井穴贴,一边按揉,一边继续嘱咐其自然深呼吸数次。

调理了三次,郑阿姨说便秘的改善好像变化不大,但我看她脸色明显较以前好了不少,便问她:"这几天精神要不要好些?"她说:"这倒是的,干活力气好像变大了,人没那么容易累了。"

我笑笑说:"这些也是调理后的变化啊! 您别急,慢慢来,给身体一点调整的时间。"

俗话说,病来如山倒,病去如抽丝。郑阿姨的便秘那么多年了,好转同样需要一个过程。

井穴通络方法简易,也比较方便实用,我建议她买一些井穴贴或王不留行籽,每天在家给自己贴了调理。

一个多月后,郑阿姨来找我,跟我说:"这个调理方法好,我现在一两天就排便了。"她看上去脸色更好了,走路也轻松了。

如果没有可以明确联系的症状,怎么下手调理呢?便秘症状与手阳明大肠经关系较为密切,可以先从商阳穴入手,然后根据症状表现择取余穴。

我和妻子去国外,头两天因为倒时差,身体没适应过来,妻子出现便秘现象,整个人感觉提不起劲。

我在她手阳明经商阳穴、手太阴经少商穴、手少阴经少冲穴贴上揿针,点按了几下,并嘱其自然深呼吸几次。妻子很快缓过劲来,过了一小时左右就排便了。

便秘可以这样处理,如果出现腹泻症状呢?

有一次,季女士微信我说:"老兄,江湖救急,女儿在大学里上吐下泻,怎么办?"我马上把五个井穴截图,让她转给女儿,教她直接用牙签之类的工具进行刺激。

她女儿很聪明,手头没有牙签,就把回形针拉直了,将尖锐的一头刺激这几个穴位。半个多小时后,季女士反馈说女儿上吐下泻止住了。

上吐下泻虽然止住了,但女孩子一人在外,我还是建议她去看一下医生,排除一些意外情况,这样家长可以放心一点。

或许有人会问,腹泻和便秘是两个不同的症状,怎么用同样的穴位来调理呢?

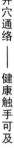

井穴通络通过一定工具刺激经穴,对人体是双向良性调节作用。不管是便秘,还是腹泻,作用的穴位相同,其目的是促进人体的阴阳平衡。

【小贴士】

(一)取穴

商阳穴、少商穴、中冲穴、少泽穴、少冲穴。

(二)施治

以揿针、井穴贴、王不留行籽、艾条等为工具,按相应使用方法及操作步骤静心施治。

症状难以区分左右,左右任选一侧施治。

(三)察变

施治时,注意观察和引导患者轻抚患部体察症状变化,也可嘱其自然、缓慢深呼吸数次,同时以询问等方式引导患者体察身心其他变化。

若症状改善不明显,可适当增加操作时间或频次。

使用揿针或井穴贴、王不留行籽等贴附物,可嘱咐患者在埋针(留置)期间定时按压或按揉,以加强刺激、提高效果。

井穴通络通过一定工具刺激经穴,对人体是双向良性调节作用,其目的是促进人体的阴阳平衡。

十四、尿频、尿急、尿失禁、小便不通等

60多岁的张阿姨腰痛，咽喉有异物感，又视物模糊，多种不适，她找我调理几次后，这些症状有了较大改善。她又悄悄跟我说："我小便也好多啦！"小便是怎么回事？我有些奇怪，她之前没提过小便方面的事情。

张阿姨告诉我，这两年小便越来越频繁，一天要上卫生间10多次，最大的麻烦是小便说来就来，有时来不及赶到厕所，就漏裤头上了。

我问她："那前几次调理时，你怎么不说呢？"张阿姨笑着说："我哪知道这个也能调理啊！这两天小便次数明显少了，也憋得住了。"说这话时，她眉宇间洋溢着欣喜，好像卸下了一副重担。

为什么没有给张阿姨针对性地调理尿频、尿急问题，她的这些症状也有改善呢？这就要提到一个中医的基本概念——气。

中医学理论体系的基石分别是气一元论、阴阳学说、五行学说。"气一元论"认为，气是存在于宇宙之中的无形而运动不息的极细微物质，是宇宙万物的共同构成本原。万物的变化，包括人体生命活动的存在与维持，都是以气为根本。

庄子在《知北游》中说："通天下一气耳"，认为天地万物皆是一气所生，万物的本质是气，人的生死也是气之聚散，"人之生也，气之聚也，聚则为生，散者为死。"

《黄帝内经》云："人以天地之气生，四时之法成。""黄帝曰：余闻人有精、气、津、液、血、脉，余意以为一气耳。"

明朝著名医家张景岳先生在其所著的《类经》中也说："人之

有生，全赖此气。"

可见，气在人体健康中的重要性非同一般。井穴通络通过刺激穴位、疏通经络、调和阴阳，调的其实就是人体的"气"。

气对人体的作用之一是固摄作用，比如固摄汗液、尿液，这个固摄功能减弱了，就会出现多尿、小便失禁等现象。张阿姨小便次数多，而且憋不住，从气的固摄功能角度看，就是气不摄津。

经络遍布全身，前几次调理腰痛、咽喉异物感、视物模糊等症状，人体的整体气机随之得到调整，小便不适症状也就有了相应改善。这个原理明白了，不仅井穴通络调理的思路会打开很多，对如何理解和学习中医也会有很大帮助。

唐女士的苦恼也是起夜频频，严重到影响睡眠。

我问她："平时还有其他不舒服症状吗？"她说："特别明显的没有，就是容易感冒，稍微吃点凉的会拉肚子。"

在帮她调理的同时，我提了一个建议，让她平时有空就做"调呼吸"动作。怎么调呢？方法很简单：身体放松，舌抵上腭，鼻吸鼻呼，吸气时正常吸，呼气时尽量延长，保持细、缓、匀、长，但是不能憋气。如此循环往复，日积月累，对身心健康有很大好处。

唐女士马上依言做了起来，几分钟后她就说身体有反应，下腹部热了起来。

人体一身之气，从大的范围来讲，分为原气和宗气。原气也叫元气，是先天之气，是人体的生命力。宗气是后天之气，由呼吸之清气、水谷之精气所化生。

先天之气和后天之气相合形成一身之气。一身之气分布到脏腑，便是某一脏腑之气，分布到经络，便是某一经络之气。

原气根于命门，宗气积于胸中，原气自下而上运行以助宗

天地万物皆是一气所生，万物的本质是气，人的生死也是气之聚散。"人之生也，气之聚也，聚则为生，散者为死。"

气,宗气自上而下分布以资原气。通过以延长呼气过程的呼吸方式调整,可以促进肺气肃降下归于肾、纳气归根、引火归元。

我跟唐女士说,这个调呼吸方法可以经常做,每做一次就相当于给自己的身体"存钱",越多越好。

《黄帝内经》讲"百病生于气""正气存内,邪不可干",气足了、顺了,身体的很多不适症状也就会少了,甚至没了。

【小贴士】

（一）取穴

少泽穴、少冲穴、中冲穴、商阳穴。

（二）施治

以揿针、井穴贴、王不留行籽、艾条等为工具,按相应使用方法及操作步骤静心施治。

症状难以区分左右,左右任选一侧施治。

（三）察变

施治时,注意观察和引导患者体察患部症状变化,也可嘱其自然、缓慢深呼吸数次,同时以询问等方式引导患者体察身心其他变化。

若症状改善不明显,可适当增加操作时间或频次。

使用揿针或井穴贴、王不留行籽等贴附物,可嘱咐患者在埋针(留置)期间定时按压或按揉,以加强刺激、提高效果。

十五、月经不调、痛经等

施女士读高一的女儿痛经发作，施女士给她喝了红糖水，可孩子小肚子还是疼。

痛经不适，可以先考虑手少阴经少冲穴、手厥阴经中冲穴。

我点燃一根艾条，先给她灸少冲穴，同时嘱咐她自然深呼吸数次。

井穴通络的灸法相对比较简单，把艾条点燃以后，距离井穴2～3厘米的样子，可以手持不动，也可以用雀啄灸或回旋灸方式。

雀啄灸是像鸟雀啄食一样，用艾条点燃的一端，对着井穴一上一下移动。回旋灸是拿艾条点燃的一端，在井穴上方以顺时针或逆时针方向来回反复施灸。

不管用哪种方式，艾条点燃端与井穴的距离均以患者微有灼感为宜，但刺激量不可过大，以患者可接受的程度为宜。施灸的时间，每个井穴一般掌握在2～3分钟左右。

在少冲穴、中冲穴各灸了2分钟左右，我问女孩症状有何变化，她说疼痛变轻了。

施女士也看出了变化，她女儿本来偏白的脸色转红了，额头、鼻尖微微有了汗意。

我继续给她灸手阳明经商阳穴、手太阴经少商穴，过了10多分钟，孩子反馈明显的痛感没了，人也有力气了。她扭过头跟她妈妈说手心也出汗了，施女士拉过她的手一看，果真，密密麻麻的一层"细汗"。

我解释说这可不是"汗"啊，这是体内的寒湿之气！又问她：

"你的手平时是不是又冷又湿?"施女士的女儿点点头。"现在天气这么凉了,你看你,不穿袜子还光着脚呢!"我继续点说她。

生活中有很多需要注意的细节,孩子对父母的提醒却往往是只当耳边风。我借机给她"上课",痛经症状要改善,除了找方法调理,更需要自己平时养护。

怎么养护呢? 我给她几条建议:一是不吃或少吃寒凉生冷之物;二是早睡觉,不熬夜;三是注意保暖,尤其是肚脐、后腰、膝盖、足部等部位要护好,每天泡脚;四是适当运动,多晒后背。

施女士趁机在旁边数落她女儿:"听到了吧? 我的话你不听,这位伯伯的话可要听了啊!"

做到这些其实不难,贵在坚持。

放长假了,查女士读大学的女儿刚到家就赶过来调理,原来她这两天出现胸闷、头晕现象,还有痛经症状。

一看她的穿着,也是一个贪凉的丫头:裙子很短,肩膀、腰部一圈(带脉的位置)都露在外头,手也是又冷又湿。

有胸闷、头晕现象,先从手厥阴经中冲穴、手太阴经少商穴入手,贴上井穴贴,按揉20多下后,不适感很快缓解。

然后在手少阴经少冲穴、手阳明经商阳穴贴上井穴贴,本来不怎么明显的痛经不适也随之缓解。

我依然给了她很多生活中的调养建议,小姑娘听了直点头。这样调理了三天,胸闷、头晕等不适症状没了,精神也比原来好不少。

返校前,查女士跟我说,她女儿提出想要跟我学习中医调理方法。我答应了她,并跟她说学一些简便的中医外治方法,相当于是随身带了一个"家用医药箱"。

井穴通络——健康触手可及

月经不调等一些症状,也根据这个思路来调理,说不定哪天就能带来一些惊喜。

妻姐干活时手指被压肿了,我帮她调理几次后恢复了正常。大概过了一个多月,她悄悄地说:"真奇怪啊,'大姨妈'大半年没来了,这次居然又来了!"

【小贴士】

(一)取穴

少冲穴、中冲穴、商阳穴、少商穴。

(二)施治

以揿针、井穴贴、王不留行籽、艾条等为工具,按相应使用方法及操作步骤静心施治。

症状难以区分左右,左右任选一侧施治。

(三)察变

施治时,注意观察和引导患者体察患部症状变化,也可嘱其自然、缓慢深呼吸数次,同时以询问等方式引导患者体察身心其他变化。

若症状改善不明显,可适当增加操作时间或频次。

取穴时,不必一次将所有井穴取齐,可先取少冲穴施治,然后嘱咐患者静心体察症状变化。若施治后症状消失,余穴不用再取。

若症状改善不明显,可继取余穴。若症状改善仍不明显,可适当增加操作时间或频次。

使用揿针或井穴贴、王不留行籽等贴附物,可嘱咐患者在埋针(留置)期间定时按压或按揉,以加强刺激、提高效果。

症状是身体在自我调节过程中的自然反应,是人体阴阳不平衡的外在表达,缓解或改善症状不是根本目的。

十六、肛门坠胀脱出、疼痛、肿胀等

陪同爱人前来调理的陈先生问："痔疮能不能调理?"我说："原理上可行啊。"

陈先生将信将疑,他爱人在一边极力怂恿他试试。我笑了笑,没有勉强他。针灸上有句古话——不信者禁针,井穴通络调理同样如此。

很多人对此不理解,举个生活中的比方来说,两个人谈恋爱,如果不是你情我愿,是不是就很难成功呢?

井穴通络作用的机理讲究内在的交感与和合,施者和患者如果对不上眼,就谈不上交感与和合,调理也难以取得应有的效果。

承淡安先生当年特意指明:"病者、医者心灵之未能统一,亦不易呈显着之效果也。洵乎二十世纪之人,不明医理之半耳,余讲授针理之时,每注意于心灵之如何修养、如何运用者,盖有故也。希我同门能深味此义而善运用之,不特斯道之玄奥神秘,可了如指掌;临症应病,亦可得心而应手矣。"

陈先生被爱人说动了,半推半就坐了下来。

他平时喜欢打牌,几乎是每天晚上必做的"功课",除了饭后散步,平时运动也比较少。目前的症状主要是肛门区域轻微疼痛和异物感,偶尔有大便出血现象。

痔疮不适,循经取穴考虑手阳明经商阳穴、手太阴经少商穴、手太阳经少泽穴,分别在这些穴位贴上井穴贴,然后每处按揉 20 多下,同时让他做轻微提肛动作。

我问他痔疮处不适感有变化吗?陈先生觉得好像没什么明显的变化。我又在这几个穴位按揉了一会,继续让他做了几下

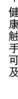

井穴通络——健康触手可及

提肛动作,随后结束了调理。

过了两天,他又陪爱人过来,主动跟我说:"请你再帮着调理一下,这两天肛门不适感明显轻了。"

小区的何阿姨,痔疮也是多年的老毛病。我问她身体还有没有其他不舒服,她又说了好些症状:头晕、胸闷、咽喉异物感、全身无力等等。

像何阿姨这样的情况,不能只盯着痔疮不适循经取穴,而是要综合身体其他症状通盘考虑。为什么呢?因为症状是身体在自我调节过程中的自然反应,是人体阴阳不平衡的外在表达,从这个意义上讲,缓解或改善症状不是根本目的。

井穴通络调理,着手的是"症",但着眼的是"人"。

所以,调理何阿姨的痔疮不适,应该连带其他不适症状同步进行,以整个身体经络通畅、内外调和为首要任务。

调理过程中,不仅要把握以人为整体的思维,还要坚持以人为主体,发挥患者自身的主观能动性,调动人体与生俱来的"自愈力"。

这个"主体"作用怎么来实现呢?井穴通络设置"体察变化"这个步骤,其意即在引导患者身心合一、抱元守一,从而达到《黄帝内经》所言的"形与神俱"状态。这里说的"一",在传统文化中有着特别涵义,老子在《道德经》里这样说:"天得一以清,地得一以宁,神得一以灵,谷得一以盈,万物得一以生。"

何阿姨前后连续让我调理了10多次,不适症状大多得到了改善。她自己也学会了这个方法,每天坚持自我调理。我跟她说,给自己调理的时候,同样要多去体会和观察患部症状或身心的其他变化。

（一）取穴

商阳穴、少商穴、少泽穴。

（二）施治

以揿针、井穴贴、王不留行籽、艾条等为工具，按相应使用方法及操作步骤静心施治。

症状难以区分左右，左右任选一侧施治。

（三）察变

施治时，注意观察和引导患者以做轻微提肛动作等方式体察症状变化，同时可以询问等方式引导患者体察身心其他变化。

若症状改善不明显，可适当增加操作时间或频次。

使用揿针或井穴贴、王不留行籽等贴附物，可嘱咐患者在埋针（留置）期间定时按压或按揉，以加强刺激、提高效果。

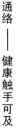

井穴通络——健康触手可及

十七、肩部疼痛或外展、后伸、上举等活动受限等

50多岁的老范，最近半年左肩膀一直举不起来，而且情况越来越严重。

我跟他聊了一会，慢慢找到了他的症结所在：他睡觉时喜欢向着右侧睡，导致左肩膀常常露在被子外头，加上睡前还喜欢侧躺着长时间看手机，久而久之就出了问题。

像这样的情形，要从根本上解决问题，不仅是要在"果"上想办法，还要在导致问题产生的"因"上下功夫。

我帮他调理了几次，他自己也做了一些习惯上的改变，左肩膀不适问题很快得到改善。

记得有年夏天，有个老同事也是肩膀不适来找我调理，结果当时好转了，第二天又复发了。反复几次后才搞清楚，原来这个同事喜欢光着膀子、开着空调睡觉。劝他把这个习惯改掉，但他十分贪凉，生活中实在做不到，调理这事也就不了了之。

邱女士腰扭伤了来调理，症状当下消失，她欣喜之余一个电话又把先生叫了过来。她先生右肩膀向上抬举时，肩前侧、前外侧疼痛。

我在他左侧手阳明经商阳穴、手少阳经关冲穴贴上井穴贴，然后按揉10多下。他的手比原来举高了不少。又过了几分钟，我让他再做抬胳膊的动作，他一下抬了起来，原先疼痛症状消失了。

这夫妻两人年轻，平时又注重锻炼和保养，身体素质比较

好,气血相对旺盛,就像做生意一样,本钱多、底子厚,同样调理自然就恢复快一些。

怎样来辨别肩部区域不适症状所涉的经脉呢?

调理时可以让患者做一些抬举、屈伸胳膊等动作,根据不适部位所在来确定涉及的经脉循行。

比如,胳膊上举时,如果肩前外侧、外侧部出现疼痛等不适,肩前外侧部是阳明经循行,肩外侧部是少阳经循行;胳膊前伸时,如果肩后部出现疼痛等不适,这里涉及太阳经循行;如果胳膊上举、后展时,肩前近腋部附近出现疼痛等不适,则是太阴经、厥阴经循行。

杨女士左肩膀疼痛好长时间了,肩前部、前外部尤其严重。

这两个地方涉及阳明经、太阴经循行,我分别在她对侧手部商阳穴、少商穴贴上揿针,点按几下后,杨女士反馈说疼痛转移到肩后部和肩外侧了。

肩后部考虑太阳经,肩外侧部考虑少阳经,于是分别在少泽穴、关冲穴贴上揿针。点按几下后,杨女士说后面好了,疼痛又跑到前面来了,不过具体部位向肘部方向下移了些。

我在刚才所贴的商阳穴、少商穴继续点按几下,原先的疼痛变成了轻度的不适感。

第二次来调理,杨女士说症状集中在肩后部、肩外侧。这次调理取手太阳经、手少阳经井穴,疼痛症状也很快得到改善。

第三次调理结束,杨女士说肩后部那个地方,先是出了一些疹子,后来又变成水泡,肩膀疼痛等不适不见了。

【小贴士】

（一）取穴

1. 肩前外部：**商阳穴**。

2. 肩外侧部：**关冲穴**。

3. 肩后部：**少泽穴**。

4. 肩前近腋部：**少商穴、中冲穴**。

（二）施治

以揿针、井穴贴、王不留行籽、艾条等为工具，按相应使用方法及操作步骤静心施治。

症状在一侧或一侧相对严重，在对侧手部取穴施治。症状难以区分左右，左右任选一侧施治。

（三）察变

施治时，注意观察和引导患者以缓慢活动肩关节等方式体察症状变化，同时可以询问等方式引导患者体察身心其他变化。

若症状改善不明显，可适当增加操作时间或频次。

使用揿针或井穴贴、王不留行籽等贴附物，可嘱咐患者在埋针（留置）期间定时按压或按揉，以加强刺激、提高效果。

给自己调理的时候，同样要多去体会和观察患部症状或身心的其他变化。

99

十八、腰部疼痛、酸痛、刺痛、重坠等

余先生弯腰去地上捡个东西，一不小心把腰扭伤了。

天已经很凉，他依然穿得很单薄。我跟他说："这哪是一不小心啊？身上寒气太重啦，弯腰动作只是一个'引爆点'。"

腰部的经脉循行，主要考虑太阳经，整个腰背部，上至项后、下至双大腿后侧，都是足太阳膀胱经的分布之所。腰背部不适，首先取手太阳经少泽穴。

有些患者腰背不适，取太阳经井穴调理后，症状虽然有所缓解，但变化不够明显。遇到这样的情况怎么办？这就需要了解一些中医经络腧穴的基础知识。

比如，井穴通络原理是"疏通经络、宣导气血"，经脉气血多少便可作为循经取穴的考量因素之一。《黄帝内经》认为，阳明经是十二经脉中多气多血之经，那么手阳明经商阳穴也是可取之穴。

从十二经脉的循行来看，足少阴肾经"贯脊属肾"，与腰背的关系也比较密切，手少阴经少冲穴也可取之调理。

出现腰痛不可俯仰情形时，根据《黄帝内经》中"肝足厥阴也，是动则病腰痛不可以俯仰"所说，还可以取手厥阴经中冲穴调理。

除了十二正经，从奇经八脉的循行来看，这个区域还涉及督脉、带脉等。

从理论上讲，上述腰部涉及的经脉循行，都可以根据不适表现来选取相关穴位施治。

那为什么选择井穴呢？井穴是十二经脉之根，是十二经脉

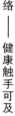

井穴通络——健康触手可及

之气的源头,古人历来将其作为治病的常用穴位,以及中风、突然昏倒等的急救要穴。另外,十二井穴位于手指或足趾的末端,作为日常保健来说,具有简单、方便、安全、实用等特点,比较适合普通小区爱好者掌握使用。

余先生腰部不适,我取其一侧手太阳经少泽穴、手阳明经商阳穴、手厥阴经中冲穴,分别贴上王不留行籽,按揉一会后,他的症状基本缓解。

董先生被诊断为腰椎间盘突出,经常出现腰痛、腿麻等症状,严重时甚至影响走路。

腰痛不适集中在腰部中间,我取一侧手太阳经少泽穴、手少阴经少冲穴。腿麻症状在左大腿后侧、外侧,足底及脚板外侧,从这些症状分布的部位来看,除了涉及太阳经、少阴经,还涉及少阳经,于是再取关冲穴。

贴上揿针,略作点按,腰痛、腿麻很快得到缓解。董先生有点诧异,一边来回走动,一边反复问:"这个方法竟能治好腰椎间盘突出?"我问他刚才的腰痛、腿麻等不适症状是否还有,他说症状是没有了,但这个方法能让腰椎间盘恢复正常?董先生反复纠结的是腰椎间盘"突出"能不能恢复,却忽略了缓解腰部疼痛不适的当前这个"主要矛盾"。

导致腰椎间盘突出的原因,除了腰椎本身的问题,跟周边的肌肉、筋膜、气血等有没有关联呢?井穴通络去作用和改变的是患部周围的整体环境。

我向他举了一个例子说明:人体就像一辆汽车,汽车开了多年以后,零部件出现磨损是正常现象,我们要想办法让这辆车保持正常功能继续行驶,而不是把每一个零部件换成新的。

董先生的腰部经过调理,腰椎间盘"突出"这个现象也许依然存在,但不适症状得到改善或消除,又何尝不是一个健康选项呢?

【小贴士】

（一）取穴

少泽穴、商阳穴、少冲穴、中冲穴。

（二）施治

以揿针、井穴贴、王不留行籽、艾条等为工具,按相应使用方法及操作步骤静心施治。

症状在一侧或一侧相对严重,在对侧手部取穴施治。症状难以区分左右,左右任选一侧施治。

（三）察变

施治时,注意观察和引导患者以轻缓活动腰部等方式体察症状变化,同时可以询问等方式引导患者体察身心其他变化。

取穴时,不必一次将井穴取齐,可先取少泽穴、商阳穴施治,然后嘱咐患者静心体察症状变化。若施治后症状消失,余穴不用再取。若症状改善不明显,可继取余穴。

若症状改善仍不明显,可适当增加操作时间或频次。

使用揿针或井穴贴、王不留行籽等贴附物,可嘱咐患者在埋针(留置)期间定时按压或按揉,以加强刺激、提高效果。

十九、膝关节冷痛、肿胀、活动功能障碍等

胡女士左膝关节又不舒服了,她的症状表现为走路时隐隐疼痛,爬楼梯时腿不能着力、膝关节疼痛加剧,疼痛部位在左侧内外膝眼及膝盖内侧。

膝盖区域的经脉循行,足三阴三阳六经均有涉及:内膝眼附近是太阴经循行,外膝眼附近是阳明经循行,膝盖内侧是厥阴经循行,膝盖内后侧是少阴经循行,膝盖外侧是少阳经循行,膝盖后侧是太阳经循行。

对照上述经脉循行,胡女士调理的取穴也随之确定。其症状在左侧,取右侧手阳明经商阳穴、手太阴经少商穴、手厥阴经中冲穴,贴上井穴贴,适当按揉一会。

随后我让胡女士走动一下,看看症状有没有变化。胡女士说:"走路轻松了,不知道爬楼梯还会不会痛?"旁边就有楼梯,立即让她去试试。胡女士在楼梯上下走了一圈,说感觉基本没影响了。

我提醒胡女士:"现在症状缓解了,但还要注意保护膝盖,运动不可过量,不要超出膝盖的承受能力。"

胡女士问:"我每天要跑 1 万米啊,今后是不是不能跑了?"我跟她解释说,不是不能跑,而是要根据自己身体的状况来决定跑多少距离。举个例子,年轻时候担子能挑两百斤,年纪大了还能挑吗?膝盖出现不适,是身体的善意提醒。坚持锻炼是好事,但不要执着于某个具体标准,适合的才是最好的。

我父亲 70 多岁了,每天坚持去公园快走,本来走个五六千米挺好,后来学会了用微信运动小程序,竟然跟侄女婿打卡"比

赛"，最多时候跑到一万五千米以上。结果，时间长了膝盖就出问题了，正常走路都受影响，调养了一段时间才恢复。

膝盖其他区域出现不适，可以按上述思路进行调理。以此类推，肢体其他部位出现不适，也按这个思路操作。

沈先生的女儿读初三，在学校里崴脚了，用膏药敷贴了十多天后走路着地还是疼痛。

女孩崴伤部位在右脚踝少阳经、阳明经区域，我便在其左手关冲穴、商阳穴贴上井穴贴，适当按揉后，让她试着在下地走路。女孩说："脚板上不疼了，脚底还有些疼。"脚底部位考虑少阴经，于是在少冲穴贴上井穴贴，按揉一会，让她继续行走并体会症状变化。女孩从小心翼翼到大步行走，前后也就 10 分钟时间不到。

如果肘部出现问题呢？还是一样处理。

高女士网球肘三个多月，起先没在意，到后来越发严重，穿衣服也受影响了。

她的不适症状部位在右手肘部曲池穴、尺泽穴附近，经脉循行涉及阳明经、太阴经，在其左手商阳穴、少商穴贴上揿针，嘱其轻缓活动肘部。

高女士告诉我："痛点好像向外移了，到旁边那块高的骨头地方去了。"此处经脉循行是少阳经，随即在关冲穴贴上揿针，症状很快也缓解了。高女士前后三次调理，原来的不适症状消失了。

我提醒她注意平时习惯动作的调整，要不然这些症状仍容易出现反复。

【小贴士】

（一）取穴

1. 外膝眼附近：**商阳穴**。

2. 内膝眼附近：**少商穴**。

3. 膝盖外侧：**关冲穴**。

4. 膝盖内侧：**中冲穴**。

5. 膝盖内后侧：**少冲穴**。

6. 膝盖后侧：**少泽穴**。

（二）施治

以揿针、井穴贴、王不留行籽、艾条等为工具，按相应使用方法及操作步骤静心施治。

症状在一侧或一侧相对严重，在对侧手部取穴施治。症状难以区分左右，左右任选一侧施治。

（三）察变

施治时，注意观察和引导患者以轻缓活动膝关节等方式体察症状变化，同时可以询问等方式引导患者体察身心其他变化。

若症状改善不明显，可适当增加操作时间或频次。

使用揿针或井穴贴、王不留行籽等贴附物，可嘱咐患者在埋针（留置）期间定时按压或按揉，以加强刺激、提高效果。

坚持锻炼是好事，但不要执着于某个具体标准，适合的才是最好的。

二十、入睡困难、易醒或醒后难以入睡、多梦等

经常有人问,失眠有没有方法调理?失眠常表现为入睡困难、梦多、睡得浅、醒后难以入睡等等。

从传统中医理论来看,失眠原因多是阳不入阴。所以,人到了夜晚就不要轻易扰动阳气,让阳气能够顺利潜藏归位。

对照这个要求,现代生活中有很多行为习惯需要重新来看待和审视。

比如,晚上饮食过饱、大量饮酒等等,这些东西到了体内,需要阳气来推动消化。阳气被扰动了,睡不着、睡不好等问题自然出现了。

比如,晚上 9 点以后去健身房挥汗如雨,或者在步道上健步如飞,这些都不符合天地以及身体的运行规律。在这个时间段,除了一些夜间出没的动物,为什么鸡鸭猪狗等都回窝了呢?

有些人喜欢晚上泡脚、泡澡,但如果时间过晚的话,阳气调动起来了,也会对睡眠造成一定的影响。

再有,好多人喜欢追剧,深更半夜的还在跟着哭哭笑笑,或者被恐怖片闹得心神不定,还怎样能够安心入睡呢?

因此,调理失眠问题,先要把源头上的问题解决了,才能产生事半功倍的效果。

蒋先生说晚上老是半夜 12 点钟多醒来,然后翻来覆去个把小时才能继续睡。觉睡不好,做事还容易发火。

我笑着说他:"晚上经常喝酒吧?"他苦笑说:"没办法啊,客人不得不陪啊。"在应酬与健康之间,很多人常常摇摆不定,难以

下决心。

我在其一侧手厥阴经中冲穴、手少阳经关冲穴贴上井穴贴，一边按揉，一边嘱其自然深呼吸数次，然后让他留意晚上睡眠有无改善。

失眠这样没有明确部位的症状，没法通过活动患部或体会症状等方式来观察变化，可以通过自然深呼吸这样的方法来引导其心神回归、身心合一。

过了几天，蒋先生反馈说调理后睡眠好了两三天，但之后半夜易醒的症状又出现了。对于蒋先生来说，改善睡眠，首先得从改变习惯做起。

薛女士失眠好多年，症状也是半夜容易醒，醒了很难睡着，只能躺着看看手机或起床看电视，折腾一两小时后再继续睡，平时还有气短现象。

我也是取其手厥阴经中冲穴、手少阳经关冲穴贴上井穴贴，按揉的同时嘱咐其自然深呼吸数次。

薛女士当晚睡了一个好觉，此后又来调理了三次。一个多月过去了，薛女士反馈说："现在睡觉太舒服了，10 点多上床睡觉，5 点半闹钟响了才醒，起来送完小孩上学，常常还会补上一觉。"

薛女士的身体素质、生活习惯比较好，调理失眠就相对容易一些。

失眠这样没有明确部位的症状，可以通过自然深呼吸这样的方法来引导其心神回归、身心合一。

【小贴士】

（一）取穴

1. 烦躁易怒、头痛目眩者：**中冲穴**。

2. 心悸健忘、神疲乏力、面色不华者：**少商穴**。

3. 手足心热、头晕耳鸣、腰膝酸软者：**少冲穴**。

4. 易于惊醒、胆怯心悸、气短倦怠者：**关冲穴**。

（二）施治

以揿针、井穴贴、王不留行籽、艾条等为工具，按相应使用方法及操作步骤静心施治。

症状难以区分左右，左右任选一侧施治。

（三）察变

施治时，注意观察和引导患者体察患部症状变化，也可嘱其自然、缓慢深呼吸数次，同时以询问等方式引导患者体察身心其他变化。

若症状改善不明显，可适当增加操作时间或频次。

使用揿针或井穴贴、王不留行籽等贴附物，可嘱咐患者在埋针（留置）期间定时按压或按揉，以加强刺激、提高效果。

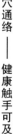

井穴通络——健康触手可及

二十一、发热恶寒、但热不寒或忽冷忽热等

发热这个症状，怎么用中医思维来看待呢？

打个比方来看，人体里面有个供热系统，体表有个散热系统，正常情况下，这个散热系统还有一定的调节功能，可以把人体维持在相对稳定的体温——36 ℃~37 ℃之间。如果这个散热系统出现问题，体内的热量在里头出不来，体内温度随之越来越高，人体就出现发热症状。

所以，解决身体发热问题，可以从恢复体表这个散热系统的功能着手。如，喝汤药，根据发热汗出、发热恶寒、寒热往来等症状表现，可以服用桂枝汤、麻黄汤、小柴胡汤等方剂。再比如，在大椎穴、耳尖、十二井穴、十宣等进行点刺放血。中医的方法还有很多，比如刮痧、针刺、推拿等。

那么，怎样用井穴通络调理发热症状呢？

根据发热的症状表现，选择相应经脉的井穴进行调理。发热时伴有恶寒现象，可以选择手太阳经少泽穴调理；发热，但没有恶寒现象，那么选择手阳明经商阳穴调理；如果是忽冷忽热，选择手少阳经关冲穴调理。

当然，这样归纳只是一个参考，具体应该根据实际情况灵活应用。

妻侄 3 岁的女儿在空调房间待时间长了，小脸热得红彤彤的，虽然是盛夏时节，身上却没汗，脑袋搁在妈妈肩膀上，蔫了。

我在其右侧手太阴经少商穴、手阳明经商阳穴贴上王不留行籽，然后适当用力点按了几下。小家伙感到痛了，身体本来不

舒服,一下大哭起来。这一哭可好,出了一身汗,体温也随之降下来。

出现发热症状,身体往往伴有其他症状,可以联系起来同步调理。

李先生发热、头痛、咽喉痛,轻微咳嗽,胃口也不好。

我问他:"怕冷吗?"他说:"还好。"

我继续问:"头痛在哪个部位呢?"李先生回:"前额痛,头两侧也不舒服。"

我又问:"咽喉疼痛部位在哪呢?"他说:"咽喉的两侧比较严重些。"

问清症状表现后,井穴通络调理的思路也明朗了:

① 发热、不恶寒,可以考虑手阳明经商阳穴。

② 前额痛、头两侧不舒服,可以考虑手阳明经商阳穴、手少阳经关冲穴。

③ 咽喉痛,两侧比较严重,可以考虑手阳明经商阳穴、手少阴经少冲穴。

④ 轻微咳嗽,可以考虑手太阴经少商穴、手厥阴经中冲穴。

⑤ 胃口不好,可以考虑手阳明经商阳穴。

对上述症状涉及的经脉循行进行"合并同类项",涉及的井穴主要是手阳明经商阳穴、手少阳经关冲穴、手少阴经少冲穴、手太阴经少商穴、手厥阴经中冲穴。我分别在这些井穴位置贴上井穴贴,一边按揉,一边嘱咐其保持自然深呼吸,静心感受症状及身心其他变化。

几分钟后,李先生开始微微出汗,他感觉眼睛亮了,头脑清醒了,原来的一些不适症状逐步开始缓解。

遇到这样同时出现多个症状的情形,发热可以这样处理,其他症状不适也可以参考这个思路灵活应对。

井穴通络方法至简至易,用得多了,自然熟能生巧,得心应手,甚或可于阴阳交会处感通大地之大道。

【小贴士】

(一)取穴

1. 发热恶寒者:**少泽穴**。

2. 但热不寒者:**商阳穴**。

3. 忽冷忽热者:**关冲穴**。

(二)施治

以揿针、井穴贴、王不留行籽、艾条等为工具,按相应使用方法及操作步骤静心施治。

症状难以区分左右,左右任选一侧施治。

(三)察变

施治时,注意观察和引导患者体察患部症状变化,也可嘱其自然、缓慢深呼吸数次,同时以询问等方式引导患者体察身心其他变化。

若症状改善不明显,可适当增加操作时间或频次。

使用揿针或井穴贴、王不留行籽等贴附物,可嘱咐患者在埋针(留置)期间定时按压或按揉,以加强刺激、提高效果。

111

附录：井穴急救操作方法

杨继洲《针灸大成》记载："凡初中风跌倒，卒暴昏沉，痰涎壅滞，不省人事，牙关紧闭，药水不下，急以三棱针，刺手十指十二井穴，当去恶血。又治一切暴死恶候，不省人事，及绞肠痧，乃起死回生妙诀。"

井穴具备醒脑开窍、宁神泻热、泻实祛邪等作用，历来为急救之要穴。**若遇有晕厥、昏迷、休克、中暑等急症患者，在第一时间拨打"120"急救电话后，可对患者施以手指井穴点刺放血疗法。**具体操作方法如下：

以三棱针或采血针为工具，一手固定被刺部位，另一手捏紧针体，露出针尖，对准所刺井穴快速刺入并迅速出针。点刺后可以推挤方法增加出血量，一般推挤 3～5 滴血左右。血止后用无菌干棉球擦拭或按压即可。

参考书目

［1］张建斌,夏有兵.承淡安医集［M］.北京:中国中医药出版社,2017.

［2］(日)赤羽幸兵卫.刘芸卿,承为奋,梅焕慈,译.知热感度测定法针灸治疗学［M］.北京:学苑出版社,2008.

［3］项平,夏有兵.承淡安针灸经验集［M］.上海:上海科学技术出版社,2004.

［4］张忠,张建斌.承淡安角针原穴法［M］.北京:中国中医药出版社,2022.

［5］梁繁荣,王华.针灸学［M］.北京:中国中医药出版社,2021.

［6］沈雪勇,刘存志.经络腧穴学［M］.北京:中国中医药出版社,2021.

［7］明·杨继洲原著;靳贤补辑重编;黄龙祥整理.针灸大成［M］.北京:人民卫生出版社,2006.

［8］高树中,冀来喜.针灸治疗学［M］.北京:中国中医药出版社,2021.

后　记

我一直坚持学习传统文化,因接触"治未病"项目结缘中医,从学习汤药、针灸疗病祛疾,到努力探索针法、指法、灸法、刮法等灵活应用,到走出"病""症"、放下方法,试着从生命的层面解读中医文化,兜兜转转 10 多年后,发现自己又回到原点——自主健康应从少生病、晚生病、不生病开始。

"道不远人""百姓日用而不知",我时常有个想法:普通中医爱好者哪怕不明"医理",是不是也有方法可以随时随地"拿来就用"? 中医理法方术走进千家万户,可以更好地助力全民健康。"井穴通络法"的挖掘整理,饱含着我这个多年来的愿望。

井穴为十二经脉根穴,是十二经脉、十五大络"凡二十七气"所出之处。古人历来以井穴顺接阴阳之气,并用于对昏迷、晕厥、休克等急症的救治,《黄帝内经》《针灸大成》等均有相关记载,针灸巨擘承淡安先生曾专门推荐井穴疗法。

"井穴通络法"秉承"根于虚静、归于易简"之旨,施治时将"十二井穴"合理精简至手部 6 个穴位,以揿针、井穴贴、王不留行籽、艾条等为施治工具,以循经取穴、交叉施治、体察变化为操作步骤,法天则地,随应而动,其要始终不离执中守一、感而遂通。

从这些年的实践看,其效确如承淡安先生所言,"以此取穴施针,故每能动中机会而其捷如响",且井穴处于指(趾)端,认穴方便、取穴简易,具有适应性广、实用性强、安全性好等特点,十分适合居家养生保健和专业人士临床辅助治疗。

《内经知要》曰："论治之则，载由经籍，圆通之用，妙出吾心。"无论是疗病祛疾，还是养生保健，法虽不一，理无二殊，本质是引人身心相合、抱元守一，回归于自然安住的真实状态，如夫子所言，"吾道一以贯之"，"一"通则百通。

本书篇幅不长，突出实用，力求深入浅出、通俗易懂，简要阐述了"井穴通络"渊源及基本原理，分列了人体各部 21 类常见症状的调理方法，并附有揿针、井穴贴、艾条等工具的操作方法，初学者不需掌握很多专业知识即可快速上手、操作应用。

"症状与调理"中提及的应用个例，仅供诸位读者阅读参考，具体调理须因人、因时、因症而异。由于水平、经验有限，书中难免有疏漏之处，恳请各位老师和读者、学友批评指正。

感恩一路走来诸位良师的引领与教诲！感谢澄江针灸学派传承工作室负责人、南京中医药大学教授张建斌老师的鼓励与指导！

本书编著及出版过程中，得到了东南大学出版社社长白云飞先生、编辑褚蔚女士、江阴市中医药学会会长严军明先生、副会长兼秘书长花海兵先生，以及朱晓晓、徐丹丽、孔维逸和众位师友的帮助和支持，在此一并表示诚挚感谢！

特别感谢家人一直以来的理解、信任和关爱！

张 忠
2023 年 8 月 9 日

学习交流井穴通络法，可扫码关注微信公众号"张三针笔记"。